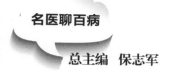

名医聊百病

总主编 保志军

细说骨骼肌减少症

XISHUO
GUGEJI JIANSHAOZHENG

主　编　保志军
副主编　张　艳　彭　楠

U0397795

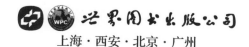

世界图书出版公司

上海·西安·北京·广州

图书在版编目(CIP)数据

细说骨骼肌减少症 / 保志军主编. —上海：上海
世界图书出版公司，2022.7
ISBN 978-7-5192-9423-6

Ⅰ. ①细… Ⅱ. ①保… Ⅲ. ①肌肉骨骼系统－通俗读
物 Ⅳ. ①R322.7-49

中国版本图书馆CIP数据核字(2022)第024303号

书　　名	细说骨骼肌减少症
	Xishuo Gugeji Jianshaozheng
主　　编	保志军
责任编辑	陈寅莹
绘　　图	彭亮
装帧设计	南京展望文化发展有限公司
出版发行	上海世界图书出版公司
地　　址	上海市广中路88号9-10楼
邮　　编	200083
网　　址	http://www.wpcsh.com
经　　销	新华书店
印　　刷	江阴金马印刷有限公司
开　　本	787 mm × 1092 mm　1/16
印　　张	6.25
字　　数	100千字
版　　次	2022年7月第1版　　2022年7月第1次印刷
书　　号	ISBN 978-7-5192-9423-6/R·616
定　　价	46.00元

编 委 名 单

主　编　保志军
副主编　张　艳　彭　楠
编　者　（以姓名拼音为序）
曹梦宇　陈　洁　崔　月　洪　维
黄一沁　纪雪莹　姜　鑫　刘金炜
王丽娜　王　瑜　薛孟娟　杨　帆
余嘉铭　张自妍

前　言

进入 21 世纪，得益于生活观念的改变和医疗技术的进步，全世界老年人口数量逐步增加，我国人口老龄化的趋势也日趋严重，根据 2021 年 5 月公布的第七次全国人口普查结果，我国 60 岁及以上的老年人占比为 18.70%。

增龄会导致人体成分的改变，特征之一是肌肉质量不断和不可避免的下降。随着我们年龄的增加，每个人都将面临肌肉衰减的问题。1989 年这种与年龄相关的肌肉质量下降首次被称为肌肉减少症（sarcopenia，简称肌少症），因其主要导致老年人骨骼肌质量不断下降，也称为骨骼肌减少症。2016 年骨骼肌减少症作为一种独立的医学疾病，被美国疾病与预防控制中心列入国际疾病分类编码（ICD-10-CM）。骨骼肌减少症在老年人群中的发病率基本在 10% 左右，随着年龄的增加，在 80 岁以上的老年人群中发病率高达 11%～50%。

众所周知，要想维持我们足够的平衡力和敏捷度，是需要肌肉发挥功能的。肌肉的减少，也必然伴随着我们行动能力的减弱，让我们变得行动迟缓、平衡感差，容易摔倒。因此骨骼肌减少症与老年人衰弱、跌倒、骨折、伤残、生活质量下降等不良健康事件密切相关，同时也与骨质疏松症、代谢综合征、糖尿病、心脑血管疾病等慢性病的风险增加相关，是老年人生理功能逐渐减退的重要原因和表现之一。骨骼肌减少症也会增加老年人的住院率及医疗费用，严重影响老年人的生活质量，乃至缩短老年人的寿命。

由于老年人肌肉质量减少、肌肉功能减低存在的普遍性和后果的严重性，加之国人了解和重视程度不够等特点，骨骼肌减少症的发生和发展将对个人、家庭及社会造成严重的经济负担。我们希望有更多人能够了解骨骼肌减少症，重视骨骼肌减少症。为了能让读者轻松了解最科学的骨骼肌减少症知识，我们组织了相关专家撰写了本书，希望通过轻松易懂、图文并茂的形式，说明骨骼肌减少症的是一种怎样的疾病，它是如何发生的，为什么老年人容易发生，如何诊断，以及如何通过改变不良生活方式（如合理膳食、适度运动等）和药物来防治。希望本书能够提高大家对骨骼肌减少症的认识，通过改善不良生活方式、合理膳食和适当运动等防治骨骼肌减少症，防患于未然，提高生活质量，给大家带来健康长寿，那将是我们莫大的荣幸。

保志军

2022 年 5 月

目　录

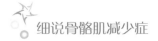

第三部分　骨骼肌减少症的病因

第四部分　骨骼肌减少症如何诊断

第五部分　骨骼肌减少症如何预防

第六部分　骨骼肌减少症如何治疗

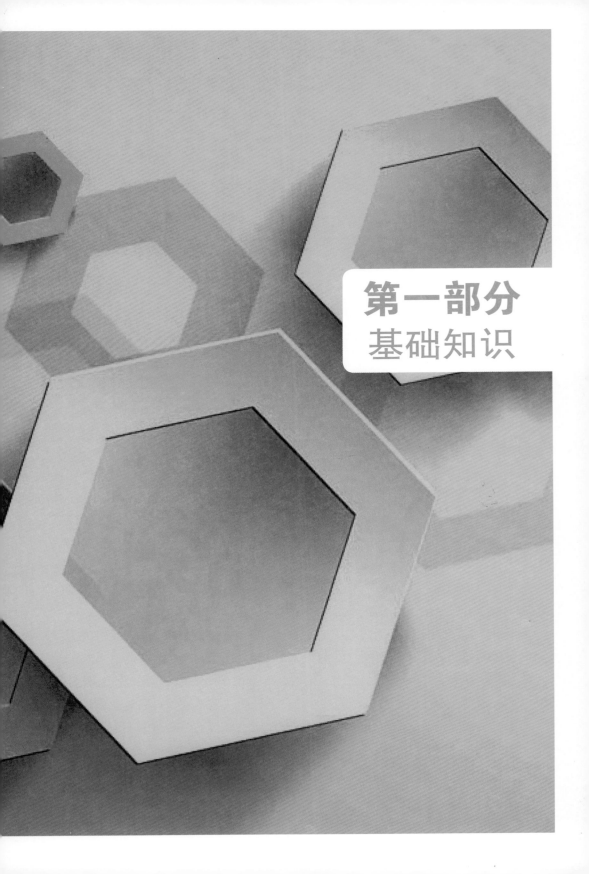

第一部分
基础知识

1. 骨骼肌的结构
我们常说的"肌肉"到底长啥样

说到肌肉，不同的人有不同的理解。厨师认为纤维多、有嚼劲的是肌肉，健身爱好者认为肚子上一块一块的是肌肉……那么，医生眼中的肌肉是什么呢？医生眼中的肌肉是根据其分布的部位、显微镜下结构、生理功能来分类的。

首先，让我们来说说第一个大类。按照肌肉在人体分布的不同，可以将肌肉分为平滑肌、骨骼肌和心肌三个小类。平滑肌，也被称为内脏肌，听着名字就知道它主要是分布在人体的内脏中，例如我们的胃肠道能通过蠕动运动将食物一节节往下运输，靠的就是我们的平滑肌。接下来是我们的这本书的主角骨骼肌，这类肌肉主要和骨骼伴行，存在于躯干和四肢。我们平时食用的牛蛙腿，那丰满的肌肉就是蛙类的骨骼肌。最后，是我们的心肌。傲娇而又勤劳的他们只存在于我们的心脏，他们没日没夜地为我们全身输送新鲜的血液。

显微镜自问世以来，为我们开启了观察微观世界的大门。那么，在显微镜下，上述三类肌肉是怎么样的呢？我们观察到骨骼肌和心肌的肌肉纤维如同银环蛇一样，有明暗相见、间距相等的横纹，它们被称为明带（I 带）和暗带（A 带）。造成这种明暗不同的原因在于，肌原纤维有两种不同的肌丝。折光能力弱的粗肌丝构成暗带，在它的中央区有一块明亮的部分（H 带），其中央有一亮线为 M 线。而折光能力强的细肌丝构成了明带，而它的中间有一条暗线，称 Z 线。每两条 Z 线中间的一段肌纤维（包括一个完整的暗带及其两侧各半段明带）称一个肌节（图 1-1）。这明中有暗、黑中带白，也体现了人体的阴阳合一的平衡。当肌肉收缩时，明带向 Z 线收缩，明带变窄而暗带不变，使得肌节变短而肌纤维的相对位置不发生改变，这便是肌丝滑动学说了。而平滑肌就没有这么复杂了，在普通纤维镜下既没有明带暗带，也没有横纹。不过在电子显微镜的火眼金睛下，其实，它也是有横纹的。不过我们一般还是沿用以前的分类方法，将心肌、骨骼肌称为横纹肌，与平滑肌做区别。

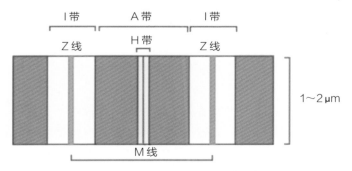

图 1-1 肌肉的微观世界（一）

在生理功能上，心肌与平滑肌同属于不随意肌，它们受自主神经支配，不以人的意志的改变。所以武林大侠们说自己可以停下心跳来延年益寿，这都是骗人的。而骨骼肌则受躯体神经支配，故称随意肌，这里我们着重说一下它的解剖结构。骨骼肌丝就像一根根电线丝，外面由结缔组织形成的电线皮（肌束膜）包裹，形成电线（骨骼肌束）。很多根电线（骨骼肌束）合成一束，形成电缆（肌块），外面再由电缆皮（肌外膜）包裹，两端加上接头（肌腱）便形成了我们常见的肌肉块（图 1-2）。所以，健美人士的小腹肌其实就是肌肉块和肌腱组成的肌肉盔甲。

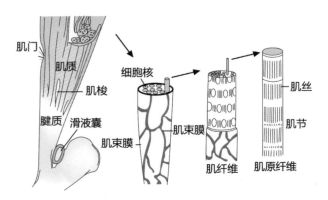

图 1-2 肌肉的微观世界（二）

人体一共有 600 多块骨骼肌，它们约占人体重的 40%。肌肉的大小、形态可大致概括分为长肌、短肌、扁肌和环肌等。长肌多位于四肢，收缩时可引起大幅度运动，我们食用的蛙腿、羊腿都是属于长肌。短肌多位于躯干，肌纤维短而多，其运动幅度虽小，却有利于稳定关节。扁肌薄而阔，多见于胸腹壁，对内脏有保护作用，例如鸡胸脯肉就是最好的例子。环肌位于孔、裂的周围，有括约作用。

这么多形态各异的肌肉构成了人类灵活的运动能力、丰富的面部表情和精彩的口才表现。因此，学会如何合理运用他们、保护他们免于过度操劳和废用萎缩是我们每一个人都要认真学习的知识。

2. 骨骼肌的功能
"肌肉" 除了能运动，还有什么用

提到肌肉，我们肯定都知道肌肉最常见的功能是运动，肌肉越多的人，力气越大。实际上，我们人体的肌肉根据结构和功能的不同可分为三类：① 平滑肌：主要分布于内脏的中空性器官及血管壁，其舒缩缓慢而持久。② 心肌：是由心肌细胞构成的一种肌肉组织，构成心壁的主要部分。③ 骨骼肌：主要分布于躯干和四肢，收缩迅速而有力。心肌与平滑肌受内脏神经的调节，不直接受人的意志控制，属于不随意肌。而骨骼肌受躯体神经支配，它们的运动直接受人的意志驱使，故又称随意肌。我们平常所说的骨骼肌减少症，说的就是骨骼肌。骨骼肌是运动系统的动力部分，大多数附着在骨骼上，并通过跨越关节的肌肉收缩形成杠杆运动。骨骼肌在人体的分布极为广泛，有 600 余块，约占体重的 40%。

首先，我们来了解一下骨骼肌的物理特性。

（1）收缩性：收缩性是肌肉的重要特性，表现为长度的缩短和张力的变化。肌肉收缩时肌纤维长度可缩短 1/3～1/2。有时肌肉收缩，但长度不变化，被称为等长收缩。即使在静息状态，也有少量运动单位轮流收缩，使肌肉保持一定的紧张度，以维持某种姿势。

（2）伸展性与弹性：骨骼肌具有伸展性和弹性，在外力的作用下可以被拉长，当外力去掉后又会恢复到原长度。适当的提高肌肉的伸展性和弹

性，对肌肉工作很有利。因此，加强肌肉柔韧性训练和力量训练都是十分重要的。

（3）黏滞性：肌肉的黏滞性是由肌肉内部胶状物（原生质）造成的，在肌肉收缩时产生一种阻力。黏滞性与温度的变化有密切关系，温度越低黏滞性越大；温度越高，黏滞性就越小，越灵活。因此准备活动也叫热身运动，可提高肌肉温度，减少黏滞性，对提高运动成绩，减少损伤有重要意义。冬季肌肉容易拉伤，应特别注意做好准备活动。

在形态上，肌肉的大小、形态虽不相同，但可概括分为长肌、短肌、扁肌和轮匝肌等（图1-3）。

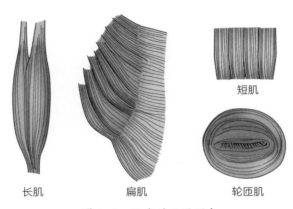

长肌　　　　　扁肌　　　　　轮匝肌

图1-3　肌肉的不同形态

长肌： 多位于四肢，收缩时肌显著缩短，可引起大幅度运动。例如我们经常说的肱二头肌。

短肌： 肌纤维短而多，具有明显的节段性，收缩幅度较小，多位于躯干深层，其运动幅度虽小，却有利于稳定关节。

扁肌： 宽扁呈薄片状，多见于胸腹壁，除运动功能外还兼有保护内脏的作用。例如：腹部的腹外斜肌、腹内斜肌和腹横肌，这三块肌肉的肌纤维互相交错，薄而坚韧，与腹直肌共同形成牢固而有弹性的腹壁，从而保护腹腔内的脏器，维持腹内压。而腹内压对腹腔内的脏器位置的固定又有着重要意义，若这些肌肉的张力减弱，则可引起腹腔脏器下垂。当腹肌收缩时，可增加腹内压以完成排便、分娩、呕吐和咳嗽等生理活动。由此可见，肌肉虽薄，作用却不小！

轮匝肌： 主要由环形的肌纤维构成，位于孔裂的周围，收缩时可以关闭孔裂。如口轮匝肌的主要作用是保持上下唇以及面部的正常形态，闭唇或使唇突出，做努嘴、吹口哨，以及协助吸吮吞咽、咀嚼，它在发音、语言等方面也有着协同的作用。

从功能来看，骨骼肌有产生运动、维持姿势、保护、产热和液体泵多种功能。

运动： 骨骼肌的主要功能是牵拉骨产生运动，肌收缩可做抬足、手臂旋前和旋后，甚至走路时摆动髋关节的动作。呼吸运动时，骨骼肌收缩可改变胸廓的容积。所有这些运动都在骨骼肌收缩的驱动、调节和控制之下。

姿势： 骨骼肌帮助人体克服重力，保持直立姿势。抬头、身体直立、臀部和膝盖与双脚对其都会涉及骨骼肌的收缩。骨骼肌还参与改变姿势，如身体倾斜和从椅子上坐起时的调节反应。清醒直立时，维持姿势的肌肉是不能休息的。

保护： 在没有骨的部位，骨骼肌具有保护内部结构的功能。例如，腹部是没有骨骼肌保护的部位，内部器官容易受损，但强大的腹肌在允许躯干自由活动的同事，能够保护其深部的结构。

产热： 骨骼肌收缩产生运动时也产生热量，这种热量的产生称为产热。骨骼肌产生的能量约 3/4 是热能。当肌体由于寒冷而颤抖时，这种不自主的肌收缩可产生热量，用以维持体温。

血管泵： 众所周知，心肌是驱动血液循环的主要动力，但骨骼肌在此过程中也起一定作用，特别是骨骼肌收缩能促进静脉血与淋巴回流。心脏泵血可使动脉保持较高的压力，但淋巴管和静脉内的压力相对较低，需从周围肌的收缩中获得动力，驱使腔内液体向前流动。尤其是在液体需要克服重力向上流动时，如静脉血从下肢向心回流的过程中，骨骼肌的收缩显得尤为重要。

看完这些，你还会认为骨骼肌的功能只是帮助我们的肢体运动吗？

3. 骨骼肌减少症是什么
"骨骼肌减少症"是病吗

说起长寿老人，很多中国人的第一印象就是那种仙风道骨的模样。为此，很多老年人很重视自己的体重问题，生怕肥胖可能带来"三高"（高血压、高血脂、高血糖）问题。可是，老年人变瘦有时并非是脂肪减少，反而可能是得了"骨骼肌减少症"。那么，什么是"骨骼肌减少症"呢？它是一种病吗？

"骨骼肌减少症"也称为肌肉减少症（Sarcopenia），简称"肌少症"，是众多医学疾病中的一位"新成员"。在 2016 年才被医学界视作为有独特特征的它，因其能使老年人骨骼肌质量不断下降（肌肉力量减少、肌肉功能的下降），被视为老年人出现衰弱症状的重要生理基础改变。在临床上我们主要将它分为三期，分别为肌肉减少症前期，肌肉减少症期和重症期。因为重症期会引起老年人丧失生活自理能力、影响器官正常功能、进而引发心脏和肺功能衰竭。所以临床医生最重视的是肌肉减少症前期，因为这一时期老年人往往出现的是骨骼肌质量下降，而肌肉力量和体能还没有改变，是干预的最佳时期。

俗话说对症下药、因地制宜。干预骨骼肌减少症，首先我们要知道什么引起了这个疾病。目前，公认的危险因素包括老龄化、低水平的体力活动、营养不良以及一些慢性疾病。此外，可能还与性别、人种等有关。下面我们具体来说说这几个危险因素。

（1）年龄：研究发现人类自 18 岁之后出现肌肉增长高峰，而在 30 岁以后，肌肉就已经开始流失，50 岁以后，人体肌肉质量每年下降 1%～2%，70 岁时，人体肌肉质量较青年时期约下降 40%。骨骼肌减少症在中国老年人群发病率为 10%～20%，随着年龄增长，发病率增高。

（2）低水平的体力活动：人的肌肉质量及力量下降是老化的主要特征之一，规律的体育锻炼可以减弱在衰老过程中发生的生理性骨骼肌改变。但是，随着人们生活方式的改变，现代人久坐不动的概率不断上升。这种生活模式会加速人体细胞老化，会让一个人的生理年龄变老。

（3）营养不良：肌肉的合成主要取决于蛋白摄取与合成。而人体的细胞和重要组织都需要参与。受一些思想影响，很多老年人执着于过度清淡饮食。长期过度的素食饮食会大大减少动物蛋白的摄入，动物蛋白对于人体蛋白的补充远远大于植物蛋白。此外，老年人由于消化功能下降，营养成分吸收不佳，会进一步导致蛋白质的缺乏。

（4）慢性疾病：众所周知，老年人往往是一体多病。多种慢性疾病集中于一体导致身体消耗较无疾病的同龄人大得多。大量的蛋白被当作燃料消耗完，所以肌肉合成所需的蛋白就明显不足了。

知道了什么会引起这个疾病，那么老年朋友该如何对症下药，将骨骼肌减少症扼杀于摇篮中。

前面说到肌肉的合成离不开蛋白质。那么，重视营养的摄取就是所有干预过程中的基石。老年人因为消化功能不佳、胃口不好等原因，食量较小。所以优质白蛋白的摄取就显得尤为重要。按照中国膳食指南，老年人每日蛋白质摄入量推荐为每千克体重 1.0～1.5 克。建议多选用牛奶、蛋类、瘦肉、鱼、虾及豆类制品这些富含优质蛋白的食物，并保证优质蛋白占 50% 以上。尤其是要补充乳清蛋白，它不仅是优质蛋白，而且吸收快速，是促进肌肉合成的"快蛋白"。建议可以在每天两餐之间时或锻炼后额外补充 2 次乳清蛋白营养制剂，每次摄入 15～20 克。

在摄入充足的蛋白质之外，还应该控制总脂肪的摄入量，增加优质脂肪酸（Ω-3 多不饱和脂肪酸），例如深海鱼油和一些海产品。最后是要补充多种维生素以及微量元素，多吃水果和新鲜蔬菜，必要时还可以服用一些药物来控制。

《黄帝内经》曰"久卧伤气，久坐伤肉"，现代人生活方式改变了，很多人出门有车，体力活动减少，身体锻炼缺乏，尤其是忽视抗阻力量训练，为肌肉流失埋下隐患。因此，为了减少肌肉的流失，建议老年人多做有氧运动以增加肌肉的抗氧化能力、耐力、改善心肺功能。老年人可以选择一些舒缓的有氧运动如散步、太极拳、健步走等；而抗阻运动则可以做些坐位抬腿、拉弹力带、举较轻的哑铃。每天应进行 30 分钟的有氧运动，隔天应做 20～30 分钟的抗阻运动，运动应注意量力而行，动作宜缓，防止碰伤、跌倒等事件的发生。

总而言之，骨骼肌减少症是可以预防的疾病。从中青年时期即开始做好肌肉储备，待步入老年后将会收获一笔巨大财富。让我们一道努力，储存将来高龄时的"老本"。

4. 骨骼肌减少症的流行病学特征
患骨骼肌减少症的人到底有多少

当我们了解到老年人肌肉减少也有可能是一种病时，不禁想到老龄化下的中国会有多少该病的患者？是不是这种病已近成为我国老年人群的常见病？这些问题，将在这一章节得到解答。

要想计算中国老年人群骨骼肌减少症的患病情况，我们不得不先介绍如何来诊断肌肉减少症。国外学者 Baumgartner 等人将肌肉量减少大于正常健康青年人肌肉量的两个标准差，或者说比正常的人低两个等级称为是该疾病的疑似人群。而要想检查骨骼肌，我们就不得不借助一些物理检查或者影像学检查，例如双能 X 线吸收法（DEXA）、核磁共振成像（MRI）、超声、生物电阻抗及人体测量学等等。尽管检查的手法各有自身的优缺点，但是其误差均是在可接受范围内的。一般，临床医生使用人体测量学来进行患者的初步筛查（图 1-4），

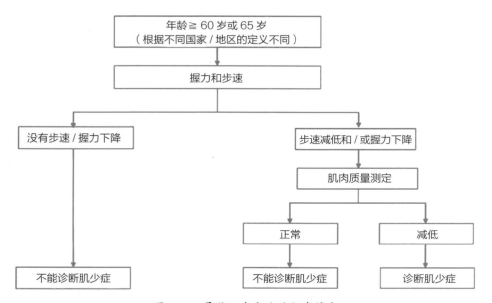

图 1-4 骨骼肌减少症的初步筛查

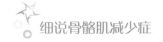
利用双能 X 线吸收法（DEXA）来精确诊断疾病。

经过上面的介绍，相信读者对骨骼肌减少症的诊断有了初步的认识。世界各地的医学学者通过上述检查方法开始了发现本病房、本地区乃至本国的骨骼肌减少症患者。现在，为大家分享一些他们的成果。首先，来自欧盟的学者通过研究发现，欧洲老年病房中约有 20% 的人骨骼肌质量减低。邻国韩国的学者表明＞60 岁的老年人中 0.8% 的男性和 1.3% 的女性患有骨骼肌减少症。那么中国大陆的数据呢？很可惜，由于中国大陆地区的相关研究才刚刚起步，尚无大型的流行病学研究，骨骼肌减少症在我国老年人群中的发病以及具体分布无确切数据，还需进一步研究。但是，我国的台湾省的研究可有启发。我国台湾省研究表明 2.5% 的女性和 5.4% 的男性存在肌肉质量低下的症状。这一结果也与上海等沿海地区的研究数据基本吻合。根据世界卫生组织（WHO）统计 2000 年全世界＞60 岁人口的数量估计为 6 亿，2025 年这一数字预计将增长 12 亿，2050 年将增长到 20 亿。根据世界各地的骨骼肌减少症患病率推算，当今骨骼肌减少症影响人数已超过 5 000 万，在接下来的 40 年将超过 2 亿。并且，随着科技的不断发展，生活设施将更加便利，加重了人群低运动的概率。因此，未来骨骼肌减少症可能会成为老年人群中巨大的阴霾。

看到沉甸甸的数据，很多人都会揪心起来。毕竟庞大的患者群，不仅是财政的巨大负担，也会影响到千家万户的生活。为此，我国尽管起步晚，但在政府的财政、政策、技术等不断支持下，骨骼肌减少症的流行病学调查、干预措施的研究以及疾病的治疗技术正在火速向发达国家靠近中。也许，上述估算的数值只会是一种猜测，随着居民、政府和医务工作者的努力，骨骼肌减少症患者将在未来不断减少。

5. 骨骼肌减少症的病理学特征
患病后显微镜下骨骼肌有什么改变

我们如果想要弄懂骨骼肌减少症的病理改变，首先需要来了解一下正常的骨骼肌的微观组织结构（图 1-5）。

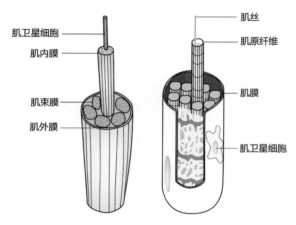

图 1-5　骨骼肌的微观组织结构

　　在普通的光学显微镜下，我们能看到肌细胞呈平行排列，呈长纤维形，故又称肌纤维，其细胞膜称为肌膜，细胞质称为肌质或肌浆。肌质内有大量与纤维长轴平行排列的肌丝，它们是肌纤维舒缩功能的主要结构基础。包在整块肌肉外面的结缔组织为肌外膜，含有血管和神经，肌外膜的结缔组织以及血管和神经的分支深入肌内，分隔和包围大小不等的肌束，形成肌束膜。包绕在每条肌纤维周围的网状纤维为肌内膜，肌内膜含有丰富的毛细血管及神经分支。各层结缔组织膜除有支持、连结、营养和保护肌组织的作用外，对单条肌纤维的活动，乃至对肌束和整块肌肉的肌纤维群体活动也起着调整和协助作用。

　　在电子显微镜下，我们能看到：① 肌原纤维：电镜下可见肌原纤维由粗、细两种肌丝构成，两种肌丝沿肌纤维的长轴平行排列。② 横小管：简称 T 小管，是肌膜凹陷入肌质内形成的管状结构，其走向与肌纤维长轴垂直。横小管可将肌膜的兴奋迅速传到肌纤维内。③ 肌质网：是肌纤维内特化的滑面内质网，在横小管之间包绕在每条肌原纤维周围，大部分走行方向与肌纤维的长轴一致，故又称纵小管。纵小管末端膨大并互相连通，形成与横小管平行并紧密相贴的盲管，称为终池。④ 线粒体：为肌纤维收缩提供能量。⑤ 辅助蛋白：参与调节粗、细肌丝在肌原纤维内的准确分配，并保持一定的空间距离，从而保证骨骼肌收缩的效率和速度。

接下来，我们还需了解一下组成肌肉的慢肌纤维（又称 I 型肌纤维）和快肌纤维（又称 II 型肌纤维），先来看看这两者的对比：① 形态特征：快肌纤维的直径较粗，肌浆少，肌红蛋白含量少，呈苍白色，反应速度快。慢肌纤维直径较细，肌浆丰富，肌红蛋白含量高，呈红色，反应速度慢。（肌红蛋白：肌细胞中运输氧的色素，是一种结合蛋白，与血红蛋白的一个亚单位相似，由一条珠蛋白的多肽链和一个血红素基团组成，它与红细胞释放的氧相结合，起贮氧作用，并将其转运至肌细胞的线粒体，在那里氧将葡萄糖氧化，生成二氧化碳和水）。② 代谢特征：快肌纤维无氧代谢能力较强，表现为肌纤维中参与无氧氧化过程酶的活性较慢肌纤维高。慢肌纤维有氧氧化能力较强，表现为氧化酶活性较高，毛细血管丰富，肌红蛋白含量高。③ 生理特征：快肌纤维由较大的运动神经元支配，神经纤维较粗，其传导速度较快，收缩时产生的张力大，但收缩不能持久、易疲劳。慢肌纤维由较小的运动神经元支配，神经纤维较细，收缩的潜伏期长，收缩速度慢，张力小，能持久、抗疲劳能力强。

在了解了骨骼肌正常的微观结构后，我们现在就来看一看在骨骼肌减少症中肌肉的病理变化。

目前研究认为，肌细胞体积萎缩，数量减少（单位面积肌细胞数量可能增高），快肌减少并向慢肌转化（IIa 和 I 型细胞），最终导致肌力下降，肌肉功能降低是肌肉衰减综合征的典型病理变化。具体如下：① 骨骼肌形态的变化：随着年龄的增长，肌肉之间脂肪和连接物质不断增多，肌纤维面积萎缩可达 50%，而收缩物质，尤其是 II 型肌纤维显著减少。年轻人 II 型肌纤维占骨骼肌的 60%，80 岁 < 30%，50～70 岁与 40 岁相比，II 型肌纤维直径缩小36%。这种老年人选择性 II 型肌纤维萎缩的最主要原因，是由 II 肌纤维本身的肌肉特性和失用性决定的。② 骨骼肌数量减少：随着年龄增长，由于细胞数量减少速度快于细胞间质和水减少的速度，瘦体重明显下降，20～29 岁人群中细胞数量占瘦体重的 59%，80～90 岁只占 46%。（瘦体重 = 体重 - 脂肪质量，主要成分是骨骼、肌肉等。）因此，年龄增长导致肌纤维选择性丢失，丢失的大部分为 II 型肌纤维（快肌纤维），而后肌肉内脂肪组织浸润、结缔组织替代，使肌肉的弹力增加；同时，由于横桥活动的速率降低使肌球蛋白的

头部有充分时间与肌动蛋白结合，因而肌肉在离心收缩时的被动抗阻力量相对恒定。③ 有氧能力下降：骨骼肌量在不同年龄段都与最大耗氧量紧密相关，骨骼肌量的增龄性减少导致了最大耗氧量的降低，但这种最大有氧代谢能力降低的原因是血容量和每搏输出量的增龄性降低，而不是肌肉耗氧量下降的直接作用。④ 研究发现，在老年肌肉减少症发生之前已有肌纤维初长度缩短、腱束角减少、肌动蛋白的滑行速率降低、横桥活动受扰等肌肉的机械结构变化。

相信通过对骨骼肌减少症的病理改变的了解，我们应该可以明白它是一种主要由衰老引起的疾病，虽然最终不可避免，但是我们可以通过人为手段去延缓它的发展速度，本书的后续章节会进一步带你了解相关干预和治疗措施。

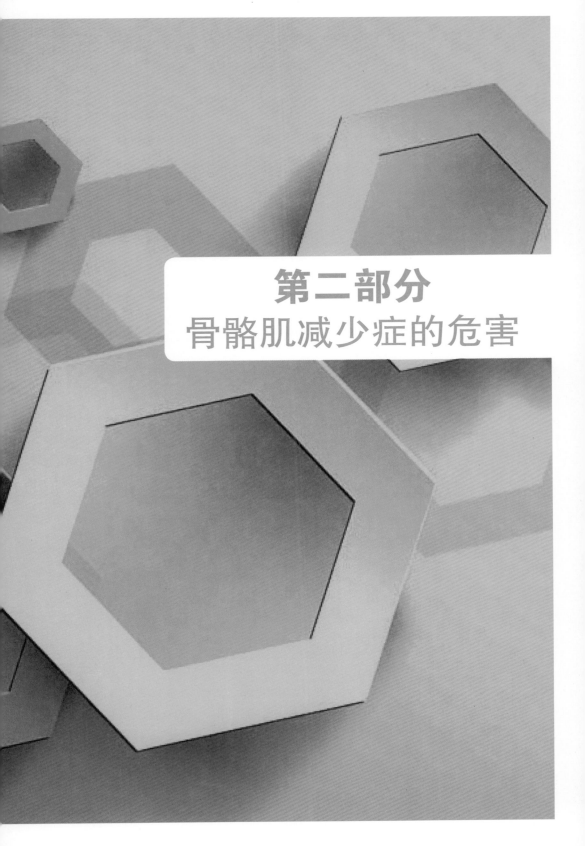

第二部分
骨骼肌减少症的危害

1. 骨骼肌减少症与脂肪肝
患骨骼肌减少症的同时，"小心肝"

四肢肌肉的减少会损害我们的肝脏健康么？这听起来貌似风马牛不相及的两个事情，但究竟肌肉减少和肝脏健康之间有没有关系呢？密切程度又是如何？下面借助韩国的一个科学研究来揭晓这个答案。

研究对入试者经过严格的入组筛查和诊断之后，最终纳入了309名受试者，其中在未患非酒精性脂肪性肝患者群中（NAFLD，现代人十分常见的一种慢性肝病），骨骼肌减少症的患病率为8.7%，患有非酒精性脂肪肝患者群中骨骼肌减少症的患病率为17.9%，患有非酒精性脂肪性肝炎（NASH，是NAFLD不加控制继而进展的更为严重的一种肝病状态）人群中肌肉减少症患病率为35.0%。换言之，和肝脏健康的人相比，肝脏不健康的人患骨骼肌减少症的概率增加了2~5倍。该研究同时还发现一个现象：同时患有骨骼肌减少症和非酒精性脂肪性肝病的患者，其肝脏纤维化程度明显比单纯患肝病的患者严重。欧美等发达国家也做过一些相似的研究得出了类似的结果。

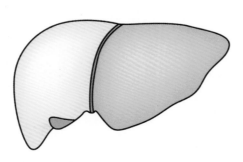

图2-1 骨骼肌减少症和肝脏的健康状态关系密切

与此同时，有研究表明在酒精性肝病（ALD）患者中，骨骼肌减少症的发生率高达60%，其发病率及严重程度都高于非酒精性肝病患者，继而我们得知：骨骼肌减少症和肝脏的健康状态关系密切，肝病的发生发展不仅损害了肝脏的健康，同时损害了肌肉的功能，而骨骼肌减少症的发生进一步加重了肝病的发展，形成了一个疾病的恶性循环（图2-1）。

以上证据告诉我们：骨骼肌减少症的发生和肝病的发生发展可能关系密切！如果您是一名肝病患者，不要只关注肝脏的健康，还要留心呵护您的肌肉，小心骨骼肌减少症的悄然发生。

小知识

什么是非酒精性脂肪性肝病（NAFLD）？

非酒精性脂肪性肝病（NAFLD）是一种代谢应激性的肝脏损伤，顾名思义是在排除过量饮酒的情况下肝脏中出现非正常的脂质沉积过多的疾病现象。它主要包括四个疾病阶段：非酒精性单纯性脂肪肝（nonalcoholic simple fatty liver, NAFL, 此时肝脏或已开始损伤）、非酒精性脂肪性肝炎（NASH）、相关肝硬化和肝细胞癌。NAFLD 现已成为全球最常见的肝脏疾病。亚洲国家 NAFLD 的患病率随着西式饮食（如油炸等快餐）的热潮而逐年增高，更为严重的是，它不仅仅只是肝脏变"胖"了，若不加干预，疾病会慢慢进展，10%～29% 的 NASH 患者在10 年内会发展为肝硬化，部分人群甚至可不经过肝硬化阶段直接进展到肝癌，严重威胁着当代人们的健康。

2. 骨骼肌减少症与骨质疏松
肌肉与骨骼的"唇亡齿寒"

我国自 1999 年进入老龄化人口社会，随着经济、医疗水平的不断发展，老年人平均寿命在增加的同时，伴随而来的是很多不易为人察觉的老年多发疾病，其中骨质疏松症和骨骼肌减少症是人口老龄化过程中非常重要也十分常见的健康问题，许多老年人往往同时患有这两种疾病而不自知，使得老年人跌倒及骨折的可能性大大增加。而老年人跌倒的后果十分严重，不仅对身体造成损伤，还会对其心理造成严重的影响，进而导致老人生活质量的下降，跌倒能致 2/3 老年人意外死亡。骨骼肌与骨头在人体位置上作为一对"好邻居"，关系十分密切。骨头为骨骼肌提供了"落脚点"，同时骨骼肌牵拉骨头实现其相应的功能，骨骼的健康状态影响肌肉，肌肉的状态又反之影响骨头健康，这似乎并不难以理解。那么我们这种想法到底正不正确呢？

其实，骨骼肌和骨头"好邻居"的命运从生命的最初阶段-胚胎时期就已经注定了。肌肉和骨头都来自同一种组织（近轴中胚层的体节），通过紧密协调的基因网络帮助彼此快速发育成肌肉和骨骼，比如胚胎时期肌肉的收缩不仅有助于婴儿发育，同时明显促进了骨骼的生长。又比如骨骼肌受损者发生骨折后，骨头愈合的速度会明显降低。人体的骨量在 30 岁左右达到顶峰，随后开始逐年缓慢下降，与骨骼相似，人体的肌肉量在 35 岁左右达到顶峰，随后肌纤维数量开始减少，50 岁时肌纤维数量减少 5%，随后每年肌肉量减少 1%～2%，在 80 岁的时候肌肉量减少约 30%，如果伴有骨质疏松，肌肉丢失的速度或可加速。

目前关于老年人骨骼肌减少症和骨质疏松症发生的先后顺序尚无定论。随着肌肉功能 / 数量的下降，将导致骨骼负荷减少从而骨量减少。另外一方面，肌肉，特别是收缩的肌肉，会分泌一些低"有益因子"，保护骨细胞免于凋亡，而老化的、受损的骨细胞则不能产生充足的有益因子来保护肌肉。因此对患有骨骼肌减少症的老年人，医生一般会建议做抗阻力训练，一方面锻炼了肌肉本身功能，另一方面肌肉收缩会分泌"有益因子"来维护骨骼的健康。

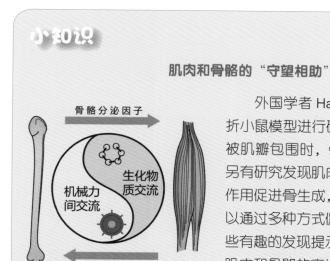

小知识

肌肉和骨骼的"守望相助"

骨骼分泌因子

生化物质交流

机械力间交流

肌肉分泌因子

外国学者 Harry 使用开放性胫骨骨折小鼠模型进行研究发现：当骨折区域被肌瓣包围时，骨头的修复显著增强；另有研究发现肌肉可能起到第二骨膜的作用促进骨生成，并且肌肉干细胞还可以通过多种方式促进骨折修复。正是这些有趣的发现提示了科学家和医学人员肌肉和骨骼的密切联系，为我们了解和治疗骨骼肌减少症指明了一个方向。

3. 骨骼肌减少症与衰弱
骨骼肌减少症原来是"衰弱家族"的一员

丧失生活自理能力的老人，医学上称之为"失能老人"，失能一直是困扰老年人及老年科医生的重大难题，它严重影响了老人的生活质量，同时增加了家庭和社会的负担。因此近年来老年医学的研究、防治重点也转向了提前识别老年人失能的早期阶段以确定和解决各种高危因素，通过"治未病"来提高老年人的生活质量。在这种情况下，衰弱和骨骼肌减少症的概念应运而生。那么什么是衰弱？衰弱和骨骼肌减少症又有怎样的联系呢？

衰弱于 1953 年被首次正式提出，衰弱被认为是一个多维的概念、一种临床状态，它涉及心理、社交、身体损伤等多个维度和层面。其中现阶段人们最关心的一个方面是躯体衰弱，它包括无意识的体重减轻、肌肉无力、行走速度慢、身体活动能力低和疲乏等表现（图 2-2）。

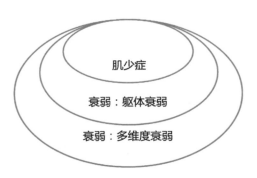

图 2-2　衰弱的多个维度和层面

衰弱的老年人可不容忽视！衰弱老人对各种应激事件的抵抗及应对能力均很差。一个小小的不良事件即可以产生一系列"多米诺骨牌"效应，从而使老年人残障或失能。骨骼肌减少症是衰弱的基本表征之一，肌肉减少和体重下降是躯体衰弱重要的临床表现。举一个例子：骨骼肌减少症的老年人其肌肉功能储备下降，当发展为躯体衰弱时更容易跌倒且在跌倒的同时极易发生骨折。骨折后需要住院治疗、手术干预，而住院期间及住院后的制动（卧床休息）等一系列行为将使得老年人的肌肉进一步萎缩、躯体功能进一步丧失，且在这期间很容易继发感染、压疮、下肢静脉血栓等事件，最终结局就是老人的失能，需要专人陪护，这将给个人、家庭及社会带来严重且长期的经济负担。

也有学者认为躯体衰弱与骨骼肌减少症易发生在老年人群，一旦发生，人的肌肉减弱及日常生活能力下降，但躯体衰弱与骨骼肌减少症的病因是不一样的，需要采取不同的治疗方法，比如骨骼肌减少症的治疗可主要通过抗阻运动和蛋白摄入来保持和增加肌肉的质量和力量，而躯体衰弱则应多侧重不同功能系统的病理生理的干预。而我们更关心的是：骨骼肌减少症与躯体衰弱的老年人该怎么办？

首先，营养不良在衰弱和肌肉减少症的发病机制中起着关键作用。许多研究表明营养不良和肥胖都会增加社区老年人患衰弱的风险。饮食质量与衰弱发生率密切相关。营养干预对肌肉减少症和衰弱均有不良影响。衰弱已被证明是一个进行性动态且具有逆转可能性的过程：衰弱的人可以改善或者随着时间的推移变得愈发严重。作为肌肉减少症和衰弱的老年综合征，包括体育锻炼、营养干预和其他方法在内的多模式干预似乎是最明智的方法。老年朋友不妨一试。

4. 骨骼肌减少症与动脉粥样硬化
肌肉原来还关乎心脑血管的健康

在过去的 20 年间，老年人常见的疾病之一动脉粥样硬化的发病率逐渐增高，由此引起的死亡率也迅速增长。动脉粥样硬化可导致血管壁增厚僵硬、失去弹性，以及管腔狭窄导致供血不足，继而影响心脏、大脑及其他内脏器官的功能，甚至危及生命。骨骼肌是人体内最大的胰岛素敏感组织，也是构成体内蛋白质的主要成分，在急性或慢性疾病状态下可促进伤口修复、生成抗体和白细胞。在骨骼肌减少症患者中，由于骨骼肌数量和功能的下降，导致活动减少继而肥胖发生、血脂增高，另一方面胰岛素敏感性下降，体内出现胰岛素抵抗，引起老年人血糖升高，而肥胖、高血压、胰岛素抵抗等都可引起动脉粥样硬化和随之而来的心血管疾病。目前国内外关于中老年人骨骼肌减少症和动脉粥样硬化关系的研究不多，主要是临床观察性研究。在一项涉及 208 例 80 岁以上老年人的研究中显示：肌肉量和步速与冠脉钙化积分（评估动脉硬化程度的指标之一）呈负相关，四肢骨骼肌质量指数（评估骨骼肌减少症的指标之一）与血管内皮细胞功能也直接相关，提示骨骼肌减少症与动脉粥样硬化间的相关性。

目前老年人骨骼肌减少症和动脉粥样硬化两者间的相互机制尚不清楚，但两者都随年龄的增加而加重，除了年龄之外许多骨骼肌减少症可能的危险因素包括胰岛素抵抗、慢性炎症、久坐、活动少、雄激素水平等与动脉粥样硬化的发生相关。因此对中老年骨骼肌减少症患者应加强动脉粥样硬化指标的监测；同时，预防骨骼肌减少症，不仅是单纯增强了老年人肌肉力量和质量，可能同时还有助于维持老年人心血管的健康，降低心血管不良事件的发生率及死亡率。所以，亲爱的老年朋友，快去检测下您的肌肉是否合格吧！

5. 骨骼肌减少症与糖尿病
血糖升高，肌肉会减少吗

糖尿病作为以血糖升高为主要特征的全身性疾病，是严重威胁人类健康的疾病，尤其是老年人的健康。国际糖尿病联盟（IDF）估计 2013 年全球糖尿病患者约为 3.82 亿，预计到 2035 年将达到 5.92 亿。糖尿病患者由于胰岛素抵抗等原因，继而会出现肌肉力量、质量的降低以及明显的肌肉萎缩，即糖尿病性骨骼肌减少症。骨骼肌减少症与糖尿病的关系却不仅仅是作为一种并发症。

骨骼肌占成人去脂体重的 40%～50%，负责多达 80% 胰岛素介导的餐后葡萄糖转运。因此，肌量是影响糖调节平衡的重要因素，肌量减少影响胰岛素介导的葡萄糖处理能力，从而导致血糖的变化。而胰岛素具有刺激肌肉蛋白质合成，抑制肌肉蛋白质水解，从而促使肌肉生长的作用。肌肉纤维分为Ⅰ型和Ⅱ型，在 2 型糖尿病患者中主要表现为Ⅰ型肌纤维减少，Ⅱ型肌纤维增加。伴随着年龄增长、肌肉量丢失，肌纤维种类变化，都可能导致老年人体内血糖平衡的异常，继而引发糖尿病的发生。

研究发现，老年糖尿病患者发生骨骼肌减少症的风险比无糖尿病的老年人增加 3 倍。与正常老年人相比，2 型糖尿病老年患者肌量、肌力量及肌功能呈加速下降的趋势。老年糖尿病患者在步态和爬楼梯方面弱于正常老年人，跌倒风险也增加。老年糖尿病患者跌倒的可能性是正常老年人的 2 倍。根据亚洲骨骼肌减少症工作组确定的诊断标准，2 型糖尿病（type 2 DM, T2DM）患者骨骼肌减少症的患病率为 24%，显著高于非糖尿病患者。目前有关机制尚不明确。但有一点肯定的是，保持肌量是维持血糖平衡和防治慢性代谢性疾病发展的基础。所以，关注肌肉健康，说不定还有利于您血糖稳定哦！

6. 骨骼肌减少症与慢性阻塞性肺疾病
肺的健康竟也会影响肌肉量

慢性阻塞性肺病（COPD）是一种由于吸烟或其他刺激性气体、颗粒引起的慢性气道炎性疾病。该病目前已影响全世界约 10% 的人口，预计到 2030 年它将成为全球第三大死亡原因。近年来在环境污染的背景下，我国 COPD 发病率逐渐升高，COPD 已成为老年人最常见的肺部疾病。同时有越来越多的证据表明，COPD 与骨骼肌减少症之间存在着密切的关系。

研究发现，COPD 患者更容易罹患骨骼肌减少症：流行病学显示骨骼肌减少症的发生率在 COPD 患者中为 7.9%～66.7%，一项针对东南亚人群的研究显示，COPD 合并骨骼肌减少症的患病率约为 24%，目前尚缺乏我国 COPD 患者合并骨骼肌减少症患病率的相关研究，但可以肯定的是随着 COPD 的疾病的加重，骨骼肌减少症的发生率呈增高的趋势。骨骼肌减少症又是肺功能恶化及不良预后的危险因素：相比一般 COPD 患者，合并有骨骼肌减少症的 COPD 患者的肺功能更差，呼吸困难评分更高，预后更差。

目前对 COPD 和骨骼肌减少症之间的相关研究较少，其发生及相互影响机制也尚不明确，有研究认为 COPD 患者的肌肉分解、减少可能与 COPD 的高代谢状态、长期的炎症反应等相关。但需要我们注意的是，应对老年 COPD 患者进行骨骼肌减少症的早期筛查，尽早进行康复锻炼及营养干预，避免 COPD 及骨骼肌减少症互相加剧的恶性循环。

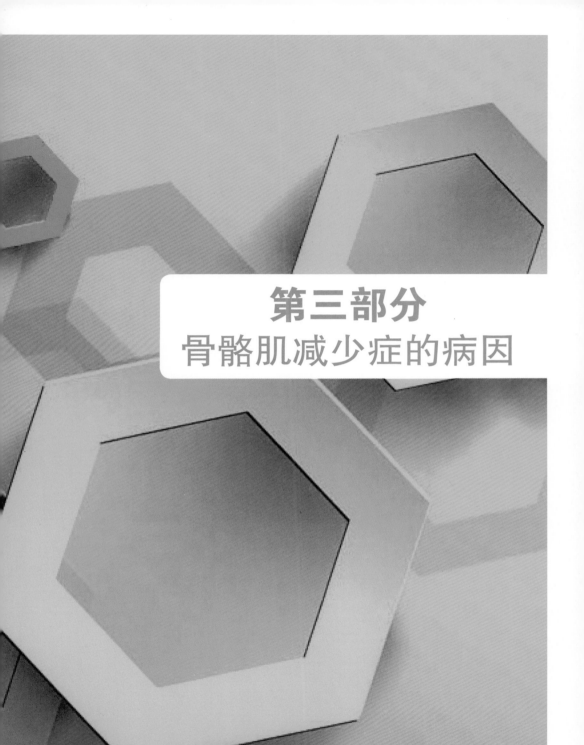

第三部分
骨骼肌减少症的病因

1. 年龄
年纪越大，越容易发生骨骼肌减少

在某骨骼肌减少症筛查义诊活动中，72 岁的张阿姨在儿子的陪伴下前来咨询。张阿姨最近走路越来越慢，多次险些摔倒，并且手没有力气，提不动重物。医生发现，张阿姨看起来并不瘦，但她的肌肉很松弛。据张阿姨的儿子介绍，母亲没什么基础疾病，平时退休在家做做家务，这两年发现母亲行动变得迟缓，做事不再利索。医生拿出握力计，让张阿姨用力，但张阿姨并没有多大的握力。

其实，张阿姨是得了一种叫"骨骼肌减少症"的病，骨骼肌减少症是以广泛的骨骼肌质量及骨骼肌肌力下降为特征，对机体产生广泛影响的一个过程，其特征为随着增龄，骨骼肌肌纤维的质量（包括体积和数量）、力量降低，肌耐力和代谢能力下降以及结缔组织和脂肪增多，由此导致老年人机体功能和生活质量下降，不良事件风险增加，甚至死亡。骨骼肌减少症是与年龄相关的疾病，年纪越大，发生骨骼肌减少症的风险越高。有研究报道，50 岁以后，人体肌肉质量每年下降 1%～2%，70 岁时，人体肌肉质量较青年时期约下降 40%。肌肉力量下降更为明显，50 岁以后每年约下降 1.5%，60 岁后每年下降 3%。而骨骼肌减少症在老年人群发病率为 10%～20%，但目前仍未得到我们的重视。

小知识

什么是肌力?

肌力是指肢体运动时肌肉收缩的力量。检查方法是让患者平躺在床上，让患者依次作各关节伸、屈运动，观察肌力正常与否，是否存在减退或瘫痪。

肌力分级表	
0级	完全瘫痪，测不到肌肉收缩
1级	仅测到肌肉收缩，但不能产生动作
2级	肢体能在床上平行移动，但不能抵抗自身重力，即不能抬离床面
3级	肢体可以克服自重，能抬离床面，但不能抵抗阻力
4级	肢体能做对抗外界阻力的运动，但不完全
5级	肌力正常

事实上，机体的老化，很早就"悄无声息"地开始了。我们的骨骼、肌肉从30岁就开始不知不觉地流失，随着年龄的增长，机体骨骼肌质量和肌肉力量进行性下降，当下降到一定程度时，就会出现骨骼肌减少症。肌肉是维持躯体功能最重要的物质储备之一，尤其是核心肌群，其为老年人维持躯体功能、保障个人生活品质的关键储备。骨骼肌减少症发生后，老年人的躯体功能将更加难以维持，而且更容易发展到衰弱阶段。

衰弱的老年人对各种应激事件的抵抗及应对能力均很差。一个小小的不良事件，就可以产生一系列的"多米诺骨牌"效应，从而使老人残障或失能。骨骼肌减少症危害如此大，那么老年人群要额外注意，特别是当出现不明原因的体重下降（在没有主动节食、接受手术或发现糖尿病、甲状腺功能异常的情况下），伴明显乏力、活动能力下降，尤其是发现老人情绪低落、兴趣减退时，应当警惕。如果出现以上症状，应当及时去医院就诊，诊断是否是"肌肉减少症"。不过不必过分担心，通过科学、合理的干预，骨骼肌减少症是可以缓解、改善的。

2. 激素
男性更容易得骨骼肌减少症

在某社区调研过程中，我们还发现这样一个现象：在同一社区中，可诊断为骨骼肌减少症的老年男性比例高于老年女性，这是否提示，骨骼肌减少症与性别有关呢？

骨骼肌减少症是由于机体衰老导致的骨骼肌量减少，其实本质上是骨骼肌合成和分解失衡。在这过程中常常伴有激素水平较低（如睾酮）或是关键营养素吸收能力降低。一般来讲，大约 30 岁以上的男性和女性可能会开始失去肌肉质量，这一过程将从 75 岁开始加速，而这在男性中更常见。

骨骼肌减少症并不是到了老年才开始出现，身体激素水平的变化也参与其中。一般来说，与骨骼肌相关的激素多为合成代谢激素，与骨骼肌质量有关。

睾酮是主要的雄性激素，主要由男性的睾丸分泌，女性的卵巢及肾上腺亦分泌少量睾酮。睾酮除了促进雄性动物生殖器官形成及促进第二性征发育外，能够促进机体蛋白质合成，加速骨骼肌的生长，促进体内的正氮平衡状态等。对于很多健身爱好者来说，睾酮是最关键的身体激素之一，他们的分泌及代谢情况直接关系到个人的肌肉水平。

睾酮的分泌也会随着年龄的增长而逐渐下降。一些临床研究显示，30 岁以后，睾酮的水平平均每年降低约 2%。由于睾酮为胆固醇的衍生物，促进睾酮分泌的重要手段是摄入充足的脂肪，尤其是摄入饱和脂肪和单不饱和脂肪。食肉量较少的男子体内睾酮水平要低于食肉量大的男子，从肉食转为素食的男性耐力运动员体内睾酮的水平会明显下降。由于睾酮的影响，男性较女性容易发生骨骼肌减少症，而在男性群体中，长期素食的男性由于睾酮的水平降低，更容易发生骨骼肌减少症。

此外，生长激素、胰岛素、胰岛素样生长因子 -1（IGF-1）也能促进增加骨骼肌质量。此外，能量、蛋白质以及促进蛋白质合成的氨基酸等营养元素缺乏会导致肌肉的流失。当然，随着年龄的增加，一些人出现消化及吸收能力下降，也会导致肌肉蛋白质合成障碍，从而加剧肌肉流失。

3. 营养不良

千金难买老来瘦，其实并不正确

小宫的爷爷今年 68 岁，平时饮食清淡，不吃荤菜，甚至鸡蛋也不吃，他觉得"老来瘦就是老来寿"，瘦了"三高"不会找上门，就会长寿。这种观念正确吗？

　　随着社会经济文化水平的发展，人们的健康意识越来越强烈，现在有很多老年人因为担心自己的血糖、血脂等指标，执行过度清淡的饮食，忽略了对食物中蛋白的摄入，此外加上老龄化引起的消化能力减弱，致使营养吸收不佳，进而体内缺乏蛋白质。而肌肉质量的维持取决于肌蛋白合成与分解的平衡，当老年人肌蛋白的分解高于合成时，这就是所谓的负氮平衡，就会有发生骨骼肌减少症的风险。

小知识

什么是氮平衡？

　　氮平衡（nitrogen balance）是指氮的摄入量与排出量之间的平衡状态。由于蛋白质的元素组成中氮含量比较恒定（约 16%），且食物和排泄物中含氮物质大部分来源于蛋白质，通过测定摄入食物的含氮量（摄入氮）和尿与粪便中的氮含量（排出氮）的方法，来了解蛋白质的摄入量与分解量的对比关系，可用间接了解蛋白质代谢的平衡关系，是反映体内蛋白质代谢概况的一种指标。它包括零氮平衡、正氮平衡和负氮平衡三种情况。

　　1. 零氮平衡（zero nitrogen balance）。摄入氮等于排出氮叫总氮平衡。这表明体内蛋白质的合成量和分解量处于动态平衡。一般营养正常的健康成年人就属于这种情况。

　　2. 正氮平衡（positive nitrogen balance）。摄入氮大于排出氮叫正氮平衡。这表明体内蛋白质的合成量大于分解量。生长期的儿童少年，孕妇和恢复期的伤病员等就属于这种情况。

　　3. 负氮平衡（negative nitrogen balance）。摄入氮小于排出氮叫作负氮平衡，即食物中的氮量少于排泄物中的氮量。这表明体内蛋白质的合成量小于分解量。慢性消耗性疾病，组织创伤和饥饿等就属于这种情况。当长期处于负氮平衡时，将引起蛋白质缺乏、体重减轻、机体抵抗力下降。

骨骼肌是机体的蛋白质库，机体 60% 的蛋白质以各种形式储存在骨骼肌内，在蛋白质摄入充分时，可分解产生人体必需的氨基酸，供机体使用合成其他物质成分，还会让人免受营养不良的威胁。因营养摄入不足＋营养吸收不良导致的"老来瘦"，其实并不会"老来寿"，相反，对健康会产生较大的威胁。我们常采用体质指数 BMI=（千克）/（米^2）来衡量胖瘦，正常成年人的 BMI 在 18.5～23.9 千克/米^2，对老年人来说，适当保持较高的体质指数甚至略为超重一点有利于保留更多的肌肉量（老年人建议 BMI 范围：20.0～26.9 千克/米^2）。

因此，营养成分的合理摄入，对老年人维持肌肉量，预防骨骼肌减少症具有重要意义。其中，对于老年人来说，蛋白质的摄取要放在第一位。《肌肉衰减综合征营养与运动干预中国专家共识》2015 版建议老年人每日蛋白质摄入量应维持在每千克体重 1.0～1.5 克，优质蛋白质比率最好能达到 50% 以上，并平均分配到三餐中；而富含亮氨酸等支链氨基酸的乳清蛋白较大豆蛋白更有益于防治肌肉减少症。

建议多选用牛奶、蛋类、瘦肉、鱼、虾及豆类制品等富含优质蛋白的食物。也可补充乳清蛋白（whey protein），它是从牛奶中提取的一种蛋白质，被称为蛋白之王，具有营养价值高、易消化吸收、含有多种活性成分等特点，是公认的人体优质蛋白质补充剂之一。乳清蛋白富含亮氨酸和谷氨酰胺等支链氨基酸和必需氨基酸以及多种生物活性成分，可促进骨骼肌蛋白质合成，抑制肌肉蛋白质分解，促进肌肉生长，同时促进脂肪燃烧，具有增肌燃脂的作用。建议可以在每天两餐之间时或锻炼后额外补充 2 次乳清蛋白营养制剂，每次摄入 15～20 克。

乳清蛋白分子小、可溶、吸收率高，是促进肌肉合成的"快蛋白"，富含支链氨基酸，特别是亮氨酸——肌肉合成的起始因子之一，因而在促进肌肉合成方面的作用十分突出。一项食用乳清蛋白、酪蛋白、大豆蛋白对肌肉合成的影响的比较研究证实，无论是静止时还是运动后，摄入乳清蛋白对肌肉合成的帮助是最显著的，如果再做抗阻运动，效果会更明显。低乳膳食和高乳膳食比较实验也显示，乳清蛋白和钙可以帮助保持健康体重，提高肌肉的质量和力量。富含乳清蛋白的食品主要有酸奶和牛奶等乳制品、强化了乳清蛋白的能量棒和焙烤食品、乳清蛋白质粉。老年人要增加饮食中的营养和日常的锻炼，以减缓肌肉衰减的速度。

此外其他相关营养因素也可起到一定的作用。

充足的维生素 D 补充能够有效降低老年人跌倒的风险。维生素 D 随着年龄的增加而减少，老年人维生素 D 水平仅为成年人的 25%。在骨骼肌肌肉代谢过程中，维生素 D 起着非常重要的作用。维生素 D 含量降低会导致以 II 型肌纤维萎缩为主的骨骼肌减少症，维生素 D 缺乏会导致近端骨骼肌无力、起立以及上下楼梯困难、轴向平衡障碍等。推荐剂量为每日维生素 D 800～1 200 国际单位。

鱼油能使老年人肌力和肌肉蛋白的合成能力显著提高。共识推荐老年人在控制总脂肪摄入量的前提下，增加深海鱼油、海产品等富含 Ω-3 多不饱和脂肪酸的食物摄入，推荐 EPA+DHA 的补充剂量为每日 0.25～2.00 克。

蛋白质在正常老化中以及在整个成年生活中具有重要作用因此应当引起重视，保证每餐进食高质量的蛋白质。再结合适当的体育锻炼，可以预防骨骼肌减少症的发生或减慢其进程。

4. 体力活动减少
运动量少，肌肉减少快

网上流传过一组图片，让人意想不到的是两人竟为同龄人，一位老年人面容苍老，身体"干瘪消瘦"；而另一位老年人一直坚持运动，肌肉储备情况非常好，面色红润，故而两人看起来年龄差很大。这提示我们，中青年时做好肌肉储备，到老年时会看起来更年轻、有活力。如果把肌肉视作一个整体，那么全身的肌肉就是人体最大的器官。就质量而言，肌肉约占人体总质量的40%。大到扛起 100 千克重的哑铃，小到搬起一把椅子，都要靠肌肉来帮忙。然而不幸的是，肌肉是如此"傲娇"，丢失起来容易，存起来难。

随着年龄的增加，老年人的各系统包括心脏、呼吸及消化等器官机能均有不同程度的下降，共同导致运动量减少，进而加速细胞老化，如此反复，形成恶性循环，最终导致了骨骼肌减少症的发生。规律的体育锻炼可以减弱人体在衰老过程中发生的生理性骨骼肌改变。

在所有运动方式中，抗阻运动是改善肌肉力量，延缓骨骼肌减少症发生发展的一项最为有效的运动。那么，什么是抗阻运动呢？抗阻运动指的是肌肉在克服外来阻力时进行的主动运动。老年人对抗阻运动普及率不高，普遍忽视抗阻训练，部分老年人连锻炼的时间都不安排，这是非常令人担忧的。再加上生活条件的改善以及部分受慢性疾病的困扰，很多老年人出门以车代步甚至足不出户，体力活动减少，身体锻炼缺乏，尤其是忽视抗阻力量训练，"久卧伤气，久坐伤肉"，为肌肉流失埋下隐患。

抗阻运动已被证实具有促进骨骼肌蛋白质代谢发生正平衡的作用，即我们所说的"长肌肉"，并且可引发骨骼肌发生肥大的生物学效应。且已普遍运用于运动实践和众多临床疾病的综合干预，正因如此，抗阻运动已成为对抗骨骼肌减少症的最有效的手段。专业运动员和健身爱好者们常常用抗阻运动来加强骨骼肌肉的运动，增强核心肌群的稳定性等，常用训练方式包括杠铃弯举、直立提拉、卧推、仰卧起坐、深蹲等。老年朋友的锻炼虽说不用如此专业，但也建议体重低于正常或者有骨骼肌减少症发病诱因的老年人群要加强抗阻运动，可以选择适合我们老年人的一些基础的抗阻运动，如坐位抬腿、静力靠墙蹲、举哑铃、拉弹力带等。

运动对于增加肌肉力量和改善身体功能的作用不言而喻，当抗阻运动结合营养补充时，效果更佳。例如同时补充必需氨基酸或优质蛋白等。中国人群推荐老年人每天进行累计40～60分钟中－高强度运动（如快走、慢跑），其中抗阻运动20～30分钟，每周≥3天，肌肉减少症患者则需要更多的运动量。

此外，有研究认为推拿也是一种防治骨骼肌减少症的新手段。推拿是以传统中医理论为纲，操作者通过推拿手法和特定的推拿工具作用于患者体表的相应部位和特定的穴位，同时施以不同的力量、技巧和功力刺激来治疗疾病、改善人体生机的一种干预手段。在祖国传统中医学中并没有骨骼肌减少症等病症，但根据骨骼肌减少症的表现特征可以发现，它在中医学里属"痿证"范畴。因此结合中医辨证论治的原则，防治骨骼肌衰减征应以促进津液生化、补益肝肾、滋阴清热为主。此外，中国传统养生功法易筋经也是推拿功法训练的主要内容之一，且相比推拿手法需要操作者被动的作用于患者而言，推拿功法易筋经是患者可以主动实施的一种养生保健功法，对于骨骼肌减少症患者来说，是一种高效且易于实施的干预手段。

小知识

易筋经十二式

　　《易筋经》是少林寺僧人演练的最早功法之一，具有养生之益，据传为达摩所创，又称《达摩易筋经》。其流传至今通过不断地演化已经成为我国一种较为普遍的健身方法。按照"达摩易筋经"方法锻炼，可使人的精神，形体和气息有效地结合起来，循序渐进、持之以恒，进而对保健强身，防病治病，抵御早衰，延年益寿起到辅助作用。目前，易筋经共分为十二种招式，称为易筋经十二式。

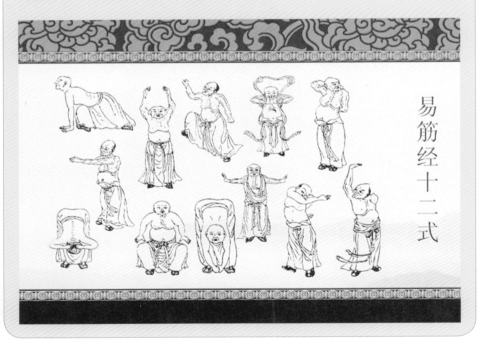

5. 炎性反应
体内长期慢性炎症对骨骼肌也有影响

李阿姨是个保健迷，常常在报纸上获取最新的保健防老的知识，最近，她看到一则报道，说"发炎"也和衰老有关，对骨骼肌也有影响。她百思不得其解，"发炎"和"骨骼肌"之间，到底有什么关系呢？

实际上，我们口中常说的"发炎"，即炎症，是由组织损伤和破坏引发的保护反应，旨在破坏、稀释、消除有害因子和损伤的组织。其不仅仅包括急性炎症，也包括慢性炎症。随着年龄的增长，体内会产生一系列的生理变化。相较于急性炎症，炎症的一种温和的形式会变得越来越频繁，最终成为慢性炎症。虽然这种慢性炎症大部分时间不会引发显著的损害，但仍然会释放相关因子，如氧化自由基 ROS，在一定条件下可引起急性炎症反应。慢性炎症与慢性疾病及其他年龄相关疾病有关，如肌肉减少、衰弱等，是骨骼肌减少症发生的重要原因，当处于炎症状态时，机体分解代谢增强，肌肉消耗也随之增多。

老年人的肌肉减少往往伴有脂肪的增加，尤其是腹部的脂肪，即所谓的腹型肥胖（图 3-1）。在脂肪中，除脂肪细胞外还有浸润的巨噬细胞，它们均可产生脂肪细胞因子和炎症因子等。在机体老化的过程中常常会出现炎症细胞因子的失调，表现为促炎成分的增加、抗感染成分减少，在肌组织呈现慢性低水平的炎症状态。炎症因子加剧炎症反应，相关的炎症细胞因子（TNF-α）可通过复杂的细胞机制增加肌肉的分解。在这一过程中，还包括泛素蛋白酶的增多，它可以通过水解肌蛋白导致肌肉质量及肌力下降，在骨骼肌减少症的发生和发展中起关键作用。高水平的炎症介质与老年人的健康下降有关，一些分布在骨骼肌中的炎症介质可能直接影响骨骼肌的分解代谢。

人与人之间的衰老速度不同，肌肉衰减速度也不尽相

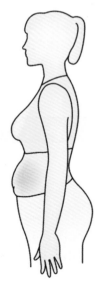

图 3-1 腹型肥胖

同，既然我们知道快速衰老往往与慢性炎症有关，我们需要认真考虑炎症加速老化的潜在驱动作用，以及我们如何设法去延缓它。

√　多吃抗炎食物洋葱、紫甘蓝、大蒜、姜、绿茶等

√　适当补充抑制炎症基因表达的营养素 DHA、姜黄等

√　健康生活，保持良好心态，向压力说不

√　充足高质量的睡眠，每天 6～7 小时

√　戒烟、戒酒可降低炎症水平

√　坚持锻炼，减轻炎症反应

√　减肥将 BMI（体质指数）控制在 24 以下，不仅身材更曼妙，身体也更健康。

小知识

什么是腹型肥胖？

男性腰围 ≥ 90cm、女性腰围 ≥ 80cm，而且 BMI ≥ 28，被称为腹型肥胖。

什么是 BMI？

体重指数（Body Mass Index，简称 BMI）是国际上常用的衡量人体胖瘦程度以及是否健康的一个中立标准。

BMI 分级表

BMI 分类	WHO 标准	中国参考标准	相关疾病发病的危险性
体重过低	BMI < 18.5	BMI < 18.5	低（仅限代谢相关疾病）
正常范围	18.5 ≤ BMI < 25	18.5 ≤ BMI < 24	平均水平
超重	BMI ≥ 25	BMI ≥ 24	增加
肥胖前期	25 ≤ BMI < 30	24 ≤ BMI < 28	增加
I 度肥胖	30 ≤ BMI < 35	28 ≤ BMI < 30	中度增加
II 度肥胖	35 ≤ BMI < 40	30 ≤ BMI < 40	严重增加
III 度肥胖	BMI ≥ 40.0	BMI ≥ 40.0	非常严重增加

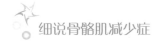

6. 运动神经元的退化
神经元再生速度赶不上减少速度

大脑是运动单位的"总司令部"，通过运动神经元传达指令，到达骨骼肌，骨骼肌作为"执行者"完成活动。机体衰老时，细胞凋亡与合成出现失衡，运动神经元减少的速度大于再生速度，因此，运动神经元的退化可以导致骨骼肌减少症。

骨骼肌"用进废退"，在过去的几十年里，对动物和人类的许多研究都提示，随着年龄的增加，运动单位有增龄性的重建现象和肌纤维的萎缩。目前普遍认为运动单位的退化是骨骼肌质量和力量下降的主要原因之一，并且骨骼肌量减少是由失用性和功能性失神经共同形成，导致肌纤维代谢改变和失神经样改变。衰老进程中骨骼肌往复着去神经支配、轴索生长、神经支配重建等变化，当这一循环只要一个环节出现故障，就会使神经恢复不良。失去神经元支配的肌纤维便发生失神经性萎缩，肌纤维的数量和功能将会受到严重影响，并最终可能引发骨骼肌减少症。此外已经证实，骨骼肌体积在 50 岁后以每年以 1%～2% 线性下降。随着年龄的增加，支配慢肌纤维的神经元接管邻近衰退的快肌纤维，运动神经元退化可直接导致骨骼肌收缩速度变慢，动作的精确度降低，并且肌纤维也相应出现萎缩或失能，引起纤维质量下降，若完全失神经改变可最终导致死亡。因此，运动神经元的退化是骨骼肌减少的直接和最主要原因之一。

小知识

运动单元

运动单位是指一单个运动神经元及其所支配的骨骼肌纤维所构成的结构。它具有功能的统一性，是肌肉运动的机能单位，又称肌肉单元。

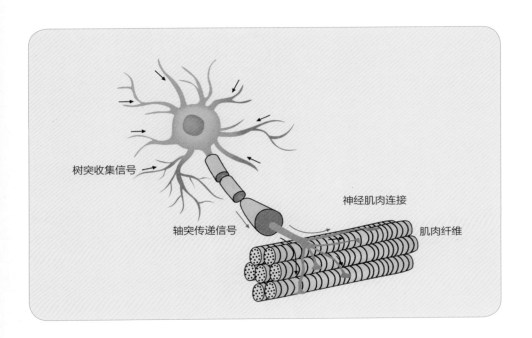

树突收集信号

神经肌肉连接

轴突传递信号　　　　　　　肌肉纤维

7. 合并其他慢性病
有其他慢性病，也会加速骨骼肌减少

　　一些老年人，因合并患有老年人常见的疾病，例如肿瘤、未有效控制的慢性阻塞性肺疾病（COPD）患者，机体内则处于一种更加强烈的系统性炎症状态，我们常称为恶病质，这种与慢性病相关的恶病质状态使得机体分解代谢更加明显，肌肉消耗更为显著，因此也会促成肌肉减少症的发生。

　　其中，COPD 作为一种慢性全身性疾病，不仅可以损伤肺功能，也与许多肺外全身性疾病密切相关。例如可以导致骨骼肌损伤和身体成分的改变，主要表现为脂肪和肌肉的改变，最终会导致骨骼肌减少症的发生。有研究表明 COPD 患者骨骼肌减少症的发病率约为 30%。其中，吸烟是 COPD 患者合并骨骼肌减少的重要因素。此外，由于 COPD 患者日常活动减少，久坐习惯的养成以及心情抑郁均会导致肌肉失用性萎缩。因此，我们建议老年朋友要尽早戒烟、适量运动、保持心情愉悦，这对预防骨骼肌减少症有积极作用。

　　在现代生活中，人们的社交活动中常常有吸烟和饮酒的行为。与吸烟相似的是，酒中的乙醇也会导致很多不良的后果，这其中就包括酒精性肝病甚至是肝硬化。酒是最常用的社会可接受肝毒素，营养不良是酒精滥用所致肝硬化最常见的并发症之一，可对老年人的生活质量和生存率造成可怕的影响，这其中就包括了骨骼肌减少症。酒精性肝病导致骨骼肌减少症的作用途径多种多样，其中最主要的认为是乙醇的主要代谢器官是肝脏和大脑，但其也在骨骼肌中代谢。乙醇和其代谢产物的"毒性"可能导致骨骼肌减少症。因此，除了尽早戒烟之外，也要节制饮酒，对于酒精性肝病及其相关的并发症，除禁酒之外并没有有效的治疗手段。

此外，骨骼肌减少症与高血压、糖尿病等代谢综合征关系密切，可通过多种途径促进老年代谢综合征的发生、发展，而代谢综合征也可以通过多种途径促进骨骼肌减少症的发生，两者相互促进，形成恶性循环。研究表明，骨骼肌减少症可以作为中老年人非肥胖性糖尿病和代谢综合征的早期预测指标。因此，正确认识和积极防治骨骼肌减少症对于全身健康显得尤为重要。糖尿病患者应该严格控制饮食及适度运动，防治骨骼肌减少症也要成为糖尿病患者管理中的重要部分。

最后，在高血压的发生发展过程中，也存在与骨骼肌减少症的相互作用。除高血压可以导致骨骼肌减少症之外，骨骼肌减少症的患者肌肉量减少、运动耐力降低、能量消耗减少、腹部脂肪堆积等也可对高血压的进展产生作用。

小知识

代谢综合征

代谢综合征是指人体的蛋白质、脂肪、碳水化合物等物质发生代谢紊乱的病理状态，是一组复杂的代谢紊乱症候群，是导致糖尿病、心脑血管疾病的危险因素。

诊断标准：

1. 超重和（或）肥胖 BMI ≥ 25。

2. 高血糖空腹血糖（FPG）≥ 6.1 mmol/L（110 mg/dL）和（或）

2 hPG ≥ 7.8 mmol/L（140 mg/dL），和（或）已确诊糖尿病并治疗者。

3. 高血压收缩压 / 舒张压≥ 140/90 mmHg，和（或）已确诊高血压并治疗者。

4. 血脂紊乱空腹血甘油三酯≥ 1.7 mmol/L（150 mg/dL），和（或）空腹血 HDL-C ＜ 0.9 mmol/L（35 mg/dL）（男），＜ 1.0 mmol/L（39 mg/dL）（女）。

具备以上 4 项组成成分中的 3 项或全部者可确诊为代谢综合征。

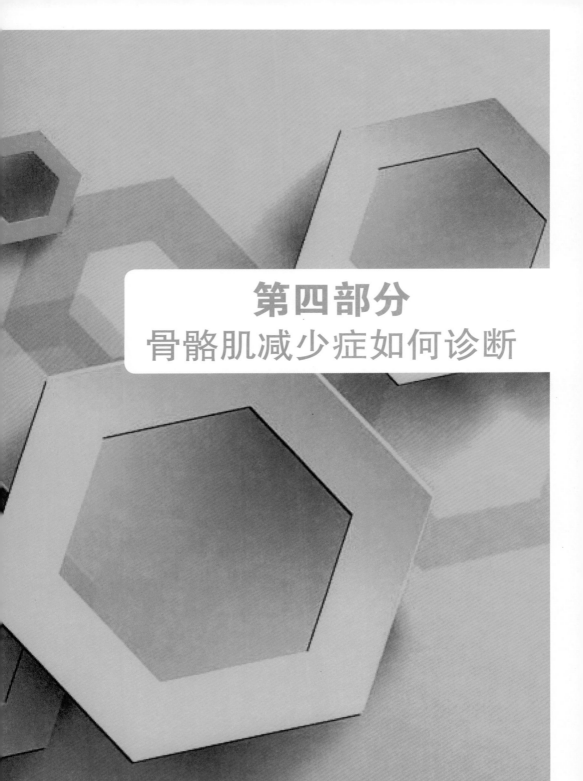

第四部分
骨骼肌减少症如何诊断

1. 骨骼肌减少症的常见症状与表现
怎么判断自己是否得了骨骼肌减少症

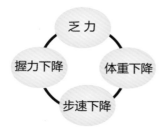

图 4-1　骨骼肌减少症的常见表现

如果您或身边的老年人总觉得身体乏力，一些小的家务也不想干，情绪低落，不想和家人说话，又出现不明原因的体重下降，握力下降，举不了重物，甚至影响身体的平衡能力，行走、坐立、登高等日常动作完成也觉得困难，而且频繁跌倒导致骨折，经常到医院就诊、反复住院治疗，如果出现以上症状，应当警惕患有骨骼肌减少症的可能（图 4-1）。

与正常人相比，这些患者体重和去脂体重明显降低，四肢纤细，肌肉含量少且力量有限，上肢爆发力和握力明显下降，下肢屈肌和伸肌的衰退直接影响到平衡功能。如若伴有其他疾病如慢性心衰、慢性肾病、慢性阻塞性肺病、肿瘤、甲状腺功能亢进、糖尿病等，由于这些疾病本身因营养摄入障碍或代谢异常，活动明显减少，也会引起肌肉减少，因而进一步加重了肌肉减少的程度。

测一测

　　我们说骨骼肌是否减少，看看小腿肚粗细。

　　这里教大家一个简单的方法来判断，我们称之为"指环测试"，即用双手的食指和拇指环绕圈住非优势小腿的最粗部位，测量小腿的最大周径。如果刚好可以圈住，或者不仅能圈住，指环和小腿中间还有空隙，那么患有骨骼肌减少症的风险就会增加。

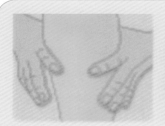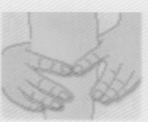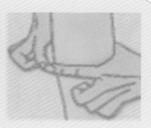

依照"无法圈住"→"刚好可以圈住"→"不仅能圈住，指环和小腿中间还有空隙"的顺序，对应"正常、暂无骨骼肌减少症可能"→"骨骼肌减少症可能"→"骨骼肌减少症可能性增加"。简而言之就是小腿肚越细，骨骼肌减少症的可能性就越大，这是因为肌肉减少造成了小腿肚变细。

小知识

如果出现以上症状，应当及时到医院做一些常规的检查：

① 进一步排查器质性疾病（如慢性心衰、慢性肾病、慢性阻塞性肺病、肿瘤等）；代谢性疾病（如甲状腺功能亢进、糖尿病等）

② 如多处就诊未发现器质性疾病或代谢性疾病，那么您可能存在肌肉减少的状态；

③ 去医院详细筛查是否存在骨骼肌减少。

不必过分担心骨骼肌减少症，在医院里有很规范的诊断流程，并且通过科学、合理的干预是可以缓解和改善的。

2. 骨骼肌减少症诊断标准
骨骼肌减少症在医院里怎么诊断

大家可能首先想到的就是通过影像学检查去确诊一下，像计算机断层成像（CT）和磁共振成像（MRI）可以直接评估肌肉含量，另外还有很多种方法，在这里我们简单为大家罗列一下。

（1）骨骼肌质量下降：可以通过计算机断层成像（CT）（图4-2）、磁共振成像（MRI）（图4-3）、双能X线吸收法（DEXA）骨密度仪（图4-4）和生物电阻抗分析仪（BIA）（图4-5）来测定机体的肌肉质量和脂肪含量情况。其中BIA因无放射性，仪器相对小巧，甚至有可携带的型号，运用范围较广。

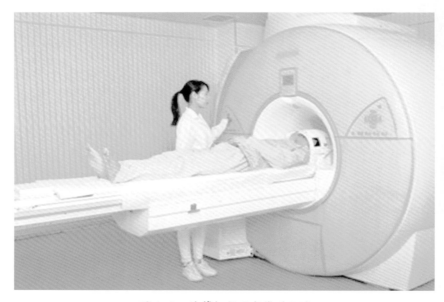

图4-2 计算机断层成像（CT）

（2）骨骼肌力量减少：测量骨骼肌肌力的方法有很多，其中握力是一个很好的判断肌肉力量的指标，它反映了上肢的力量，最简便易行，具有可重复性的特点。还有一种方法是膝关节屈伸试验，评估膝关节屈伸功能，此方法准确性也较高。

（3）骨骼肌功能下降：步速实验是一个很全面的衡量肌肉功能的指标，还有爬楼实验和TGUG定时起立行走试验（timed get-up-and-go test），可以检验患者的活动能力、肌肉力量和动态性平衡能力等综合表现。在完成诊断之后，我们会进行严重程度的分级，比如测评5次站起试验、平衡试验，并结

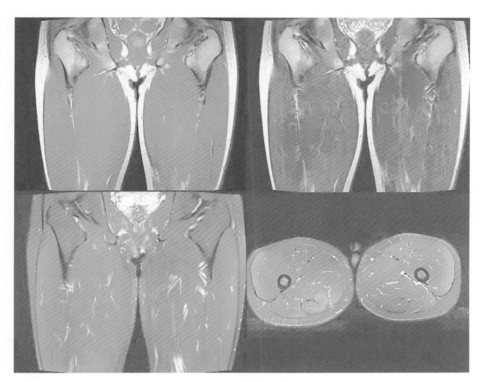

图 4-3 磁共振成像（MRI）

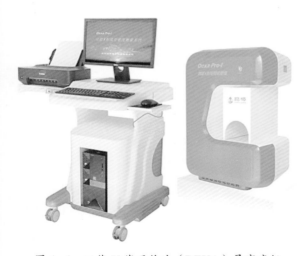

图 4-4 双能 X 线吸收法（DEXA）骨密度仪

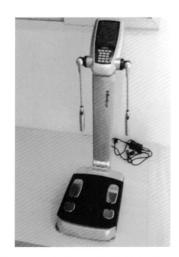

图 4-5 生物电阻抗分析仪（BIA）

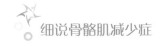
合步速，做出简易机体功能评估（SPPB），每项计 0～4 分，总分 12 分，根据分值分为轻中重度，这样我们在后期干预中可以进行有效随访和观察。

测一测

在日常生活中，可以自己试一试，测握力，观察步态、体重，用这些简单的方法来自测是否有骨骼肌减少。如果是 65 岁以上的老年人，年体重下降 5%，要注意骨骼肌减少症发生的可能。通过饮食营养和抗阻力训练，可延缓肌肉减少的速度，提高老年人的生活质量。

小知识

市场上有一些运动健康软件或医疗可穿戴设备，像智能手环，它是一个三维律动的运动状态感应器，会通过走路、跑步、骑车、爬楼梯等，捕捉到三个空间维度的各项数据，使用算法和科学缜密的逻辑运算，将步行时间、步数、公里数等计算出来，最终将这些数据转变成软件页面或手环 App 端的可读数字，最终呈现在用户面前。这个功能对于老年人很有用，能够帮助大家完成日常监测，增加数据分析的及时性，还能将数据传送给医生或存储起来，实现医生实时或定期了解数据进行诊断治疗，因此也有助于骨骼肌减少症患者的自我监督和参考。

3. 骨骼肌减少症肌肉质量检测
4 种常用检测方式

（1）双能 X 线扫描法（DXA）——骨（骨密度）肉（肌肉质量）都可测

DXA 是一种无创、易操作、价格低廉且辐射剂量相对较小（2.6～75.0 mSV）的肌质量测定方法，主要应用光密度计，可以较精确的区分全身和局部的骨骼、肌肉与脂肪组织，因此既可以检测骨密度来评估骨质疏松，又可以检测肌肉质量来评估骨骼肌减少症，测量结果相对准确，与 MRI 非常相近，因此在临床上广为应用，是目前评估肌肉质量最常用的方法（图 4-6）。进行骨骼肌减少症相关研究时最常采用的评价指标是 SMI，即身高校正后的四肢肌量［四肢肌量（千克）/身高^2（米^2）］，通过 DXA 分析：男性 < 7.0 千克 / 米^2，女性 < 5.4 千克 / 米^2 则为肌量减少。并且如果使用 DXA 测量肌肉质量，还可使用体重指数（BMI）校正后的四肢肌量［四肢肌量（千克）/BMI］来评估肌肉质量，这种方法可以更好地预测老年人的功能结局，界值为男性 < 0.789 千克 /BMI，女性 < 0.512 千克 /BMI。但 DXA 亦有其缺点，比如它不能分辨浸润入肌肉中的脂肪组织，使部分其他组织如结缔组织或纤维组织、水及器官的含量在进行 DXA 测定时也被计作肌质量，因此会过高地估计受试者的肌肉质量。

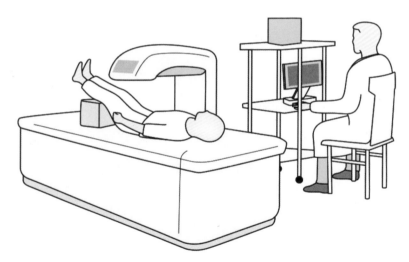

图 4-6 双能 X 线吸收仪的使用

（2）计算机断层扫描（CT）、磁共振（MRI）——三维模式下肌肉质量的测定

计算机断层扫描（CT）：通过 X 线照射穿过人体不同组织时衰减程度不同来区分骨骼、肌肉及脂肪，可以扫描人体任何部位 3 重组织的横截面示意图，根据计算肌肉横截面积（CSA）来评估机体肌肉质量。中轴 CT 扫描（腹部或大腿中部）和外周 CT 扫描（小腿）都被应用于评估肌肉的 CSA。该方法可直接反映人体特定部位的肌肉质量，并且通过计算肌肉密度可以更为精确地评估肌肉的质量和结构特征，因此 CT 被认为是评估肌肉质量最准确的方法。但由于 CT 测定操作难度较大、费用相对较高，且测定过程中受试者存在一定的射线暴露、目前缺少正常参考范围和诊断界值，不适用于大样本的人群筛查，故临床上尚未广泛应用。

磁共振（MRI）：利用磁场和射频脉冲刺激人体氢原子核使其产生射频信号，经计算机处理得到图像，由于机体各组织含水量不同，氢原子核数不同，故信号强度有差异，利用这种差异可以将机体不同组织加以区分，也是能够准确评估肌肉质量的一种测量方法。与 CT 相比，MRI 优点在于受试者在测量过程中没有射线暴露；但该方法费用昂贵、无法计算肌肉密度、全身 MRI 耗时长、缺乏正常参考范围和诊断界值，因此也不适用于大样本的人群筛。此外，MRI 所要求的受试者金属制品（如心脏支架 3 月后、假牙区域外才可行 MRI 检查等）的限制也在很大程度上限制了在老年人群中的应用。

（3）生物电阻抗分析（BIA）——"健身房"中也能进行肌肉质量测定

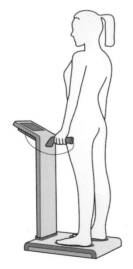

图 4-7　生物电阻抗分析仪的使用

生物电阻抗分析（BIA）：利用体表电极记录各组织不同电阻抗，进而用图像重建法测量肌肉质量（图 4-7）。因设备便携、价格低廉、可测量人体多种指标包括体重、肌肉、脂肪、基础代谢量等，且该方法无创伤、安全、简便，其测量设备也是健身房的必备物。通过 BIA 测定 SMI：男性 < 7.0 千克 / 米 ^{2}，女性 < 5.7 千克 / 米 ^{2} 则为肌量减少。作为一种应用广泛的非侵入性人体成分测量方法，适用于大样本的人群筛查。但该测定方法易受机体含水量、电解质紊乱以及某些疾病如心衰竭、肾衰竭等的影响，可能低估脂肪组织含量而高估肌肉组织含量。

4. 骨骼肌减少症肌肉力量检测
握力和膝关节屈伸检测法

（1）肌力测定最简便易行的方法（握力）

握力测定法被认为是一种方便、便宜、可行性高的测定方法，也是目前肌肉减少症研究中应用最广的一种检测方法。老年人骨骼肌减少症欧洲工作组推荐将女性肌力＜ 20 千克、男性＜ 30 千克作为诊断切点；而美国国立卫生研究院基金会则基于活动受限的可能性将该切点定为女性＜ 16 千克、男性＜ 26 千克。亚洲骨骼肌减少症工作组在 2019 年提出的骨骼肌减少症共识中则将女性握力＜ 18 千克、男性握力＜ 28 千克诊断为肌力下降。

如何自测握力？

测量握力的设备包括弹簧式握力器和液压式握力器，其中最常使用的设备为弹簧式握力器，准备一个弹簧式握力器，测试时，受试者身体直立，两脚自然分开，与肩同宽，两臂斜下垂，掌心向内，用最大力紧握内外握柄，记录握力计读数，左右手分别测 3 次，取最大值为测定结果。

（2）肌力测定准确性较高的方法（膝屈伸功能）

膝关节屈伸功能也被用于测量骨骼肌力量，它们能在发病早期观察到老年人肌肉力量降低的细微变化，且结果可信，不过该检查需专门设备和专业人员，目前仅用于科学研究，但作为常规应用仍有一定限制。

5. 骨骼肌减少症肌肉功能检测
步速、爬楼、站起步行试验、简易机体功能评估

（1）步速实验（走路测速验功能）

日常步速评估法能很好地反应肌肉功能，是最常用的肌肉功能评估手段，且测量方法简单易行，以后有可能通过手机 App 或人工智能的方法在日常生活中就可以获取。有研究显示步速可预测病死率。不同研究在测定步速进行骨

骼肌减少症诊断时所选取的切点也不尽相同，常用的切点为＜ 0.8 米 / 秒或＜ 1.0 米 / 秒。也有研究则基于"活动受限"将切点定为＜ 0.6 米 / 秒。美国国家健康与营养调查的研究数据显示，50～54 岁人群中有 1.2% 步速≤ 0.6 米 / 秒，而在 85 岁以上的老年人中该比率则能达到 31%。2019 年亚洲骨骼肌减少症工作小组建议将步速＜ 1.0 米 / 秒作为评价日常活动能力低下的阈值。虽然该方法简单易行，但缺点在于诸多因素尤其在老年人中许多疾病状态都会影响步速的测定，因此通过测定步速评估肌肉功能并不具有特异性。

如何自测步速？

测试以平常步速进行 6 米直线距离的步行时间，中途不加速不减速，通常测试 2 次，可借助拐杖等工具（但鼓励不借助工具），计算平均步速（米 / 秒）。

（2）爬楼实验（爬楼也能测功能）

爬楼实验（The stair climb power test, SCPT）：可测试下肢功能，且简单易行，有研究显示爬楼实验与很多复杂的测量下肢力量方法的结果相一致，因此已被建议应用于一些科学研究的领域中。具体操作为测试登 10 个台阶的时间，可借助扶手或栏杆，测 2 次，取所用时间的平均值，同时测量楼梯的高度，最后根据相应的公式计算出结果。

（3）站起步行试验（检测动态性平衡）

站起步行试验（timed get-up-and-go test, TGUG）：可评估行走及动态性平衡，不良的 TGUG 与不良的身体心理功能及情绪有关，也与低水平的去脂体重有关，因此即使 EWGSOP 把 TGUG 作为评估身体功能的一项合适的指标，但由于很多潜在的因素都会导致 TGUG 结果的不正常，因此 AWGS 在使用此指标时仍较保守。

如何自测 TGUG？

要求受试者不借助上肢力量从椅子上由坐位站起，步行 4～6 米后返回原地再坐回椅子上，计算完成该过程需要的时间，若超过 12 秒则提示跌倒风险增加。

（4）简易机体功能评估（最完善最确切的生理功能检测）

简易机体功能评估（SPPB）是一种评估身体活动功能的综合指标，无论在临床还是科研中都可作为肌肉功能评估的标准。它综合了步速、站起试验（CRT）（5次）和平衡试验3个指标进行肌肉功能的评估，每项计0～4分，总分12分。每项测试通常重复2～3次，取最短时间值，得分越高，功能越好，得分低者预示老年人未来数年内住院和死亡风险较大。CRT要求受试者不借助上肢力量从椅子上由坐位站起（图4-8），并以最快的速度连续完成5次，记录完成该过程需要的时间。平衡试验由双脚并拢、半前后位、前后位站立试验、双脚前后位连续行走8步组成。该方法暂无明确的诊断切点。有研究显示SPPB表现较好的社区老年人得分为9～10分，SPPB＜9分诊断为躯体功能下降。同时有调查显示CRT完成时间与骨骼肌减少症显著正相关，CRT完成时间每延长1秒，骨骼肌减少症发生风险增加8%；平衡该方法的敏感度和特异性后将CRT完成时间的诊断值定为12秒。这提示CRT也可以作为一种简单且有效的骨骼肌减少症筛查工具。

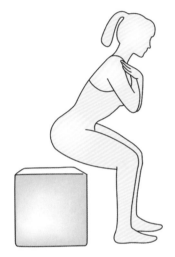

图4-8　站起试验要求不借助上肢力量

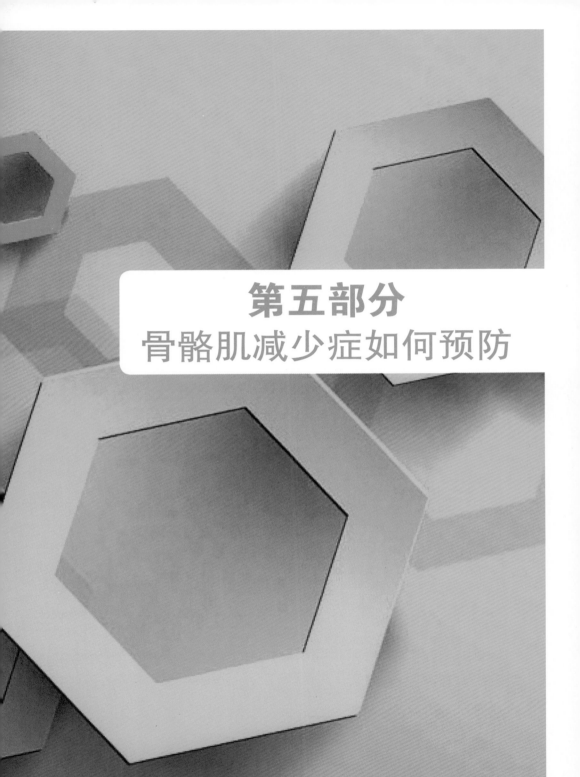

第五部分
骨骼肌减少症如何预防

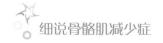

所谓预防，就是在还未出现症状、未确诊为骨骼肌减少症时就应该注意的事项和举措，应该在日常饮食、生活中就加以注意。

1. 合理饮食
拒绝"过素"饮食，蛋白质摄取放第一

（1）充足营养，拒绝过瘦

很多老年人都惧怕肥胖带来各类疾病，坚信"千金难买老来瘦"，认为身体瘦了，就可以降低高血压、高血脂、高血糖的发生率，认为瘦是健康的象征，因此平时不敢吃鸡、鸭、鱼等肉类产品。一些老年人因咀嚼能力不好，咬不动肉，就不想吃肉了，刻意过上了"过素"的饮食生活。实际上，这是一个认识误区，变瘦也是人体衰老的象征，如果身体在短时间内突然消瘦，并且时常感到疲劳、走不动路、拿不起东西、越来越容易生病，反而可能是健康出了问题。这种老来瘦很可能并非因为脂肪减少，而是得了骨骼肌减少症。

胖瘦是衡量老年人营养状况的重要标准，过瘦和过胖都对健康不利，老年人饮食上不必过于担心，"谈肉色变"什么都不敢吃的"苦行僧"生活没有必要，营养均衡及充足是保证老年人健康的必要条件。对于骨骼肌减少症及有营养不良风险的老年人，应予以针对性的干预，如咀嚼功能异常的应佩戴义齿、生活能力差的应有家人照顾等，从而保证老年人营养充足，减少骨骼肌减少症发生和发展。首先要保证充足的能量摄入，维持能量处于正常平衡；其次摄入充足的蛋白质；第三，在控制总脂肪摄入量的前提下，增加富含 Ω-3 多不饱和脂肪酸的食物摄入；第四，多吃富含抗氧化营养素的食物，适当服用膳食补充剂；第五，补充维生素 D，可以通过口服、肌内注射药物或者增加日晒等途径获得。

（2）蛋白补充是关键

对于老年人来说，蛋白质的摄取要放在第一位，蛋白质的摄入量与肌肉的质量和力量相关，机体从食物中吸收的蛋白质能促进肌肉蛋白质的合成，

许多老年人由于蛋白质摄入不足，导致肌肉质量和力量明显下降，四肢肌肉组织甚至内脏组织消耗使机体多系统功能衰退。

那么，蛋白质补多少才够？我们健康成年人每日蛋白质摄入量为每千克体重 0.8～1.0 克为宜，要维持肌肉质量和肌力，老年人则需要更多的蛋白，蛋白质推荐摄入量是每千克体重 1.0～1.5 克。建议多选用牛奶、蛋类、瘦肉、鱼、虾及豆类制品这些富含优质蛋白的食物，100 克肉或者 4 个大鸡蛋差不多是 25 克蛋白质，要保证优质蛋白占 50% 以上，并将蛋白质均衡的分配到一日三餐比集中在晚餐能获得更大的肌肉蛋白质合成率。

由于衰老，老年人都会存在消化系统功能不同程度的减弱，如牙齿脱落、消化液及消化酶分泌量减少、胃扩张能力减弱、肠蠕动及排空速度减慢等问题，致使食物的消化和吸收受到影响。老年人由于此类原因而无法摄取日常的食物时，可在医生的指导下适当服用乳清蛋白粉和氨基酸补充剂来弥补日常膳食中优质蛋白摄入不足的部分。乳清蛋白不仅是优质蛋白，而且吸收快速，它富含亮氨酸和谷氨酰胺，亮氨酸促进骨骼肌蛋白合成最强；而谷氨酰胺可增加肌肉细胞体积，抑制蛋白分解。摄入亮氨酸比率较高的蛋白质，协同其他营养物质可逆转老年人肌肉质量和功能的下降。

（3）维生素 D 补充要充足

维生素 D 可促进钙的吸收，有助于防治骨质疏松、维持骨骼强壮，同时维生素 D 受体在人体肌肉中也有表达，激活后可促进肌肉蛋白的合成、预防肌肉萎缩、改善肌力和功能，降低跌倒风险。研究表明维生素 D 补充剂量为 700～1 000 IU/ 天时可使老年人跌倒风险降低 19%。老年人维生素 D 缺乏较为常见，缺乏后表现为活动能力降低、握力和腿部力量下降、平衡能力降低等；血清 25（OH）D ＜ 50 ng/ml 与低瘦体重、低腿部力量明显相关，血中 25（OH）D 浓度＜ 75 nmol/L 者，3 年内发生骨折的风险增大。因此预防骨骼肌减少症也要强调补充充足的维生素 D，阳光中的紫外线可诱导皮肤产生维生素 D，这种方式产生的维生素 D 占总维生素 D 产生的 80%～90%，因此老年人在条件允许的情况下要增加户外运动时间、多晒太阳（图 5-1），食用含

小知识

维生素 D 和钙磷代谢

钙磷是人体含量最多的无机盐，其中大部分以羟磷灰石的形式存在于骨骼和牙齿中，少量分布在其他组织和体液中。中老年人缺钙可导致骨质疏松、易骨折、驼背、掉牙脱发、腰酸背痛，但若血钙高则需警惕是否伴随甲状旁腺亢进、肾功能障碍或者恶性肿瘤等疾病。缺磷也会导致骨骼疾病，如骨软化、骨折等，而血磷高则会引起低钙血症、骨质疏松、牙齿蛀蚀等疾病的发生。维生素 D 是影响钙磷吸收的主要因素，首先它能促进小肠对钙的吸收，维生素 D 缺乏可导致小肠对钙的吸收降低，造成缺钙，因此，临床上对缺钙患者补充钙剂的同时，补给一定量的维生素 D，能收到更好的治疗效果；此外还能促进小肠对磷的吸收，一方面可直接促进磷的吸收，另一方面可通过增加钙的吸收间接促进磷的吸收。

清晨的阳光　露出皮肤

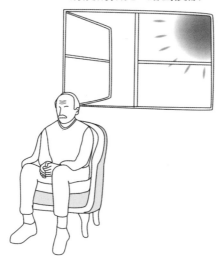

图 5-1　户外运动、多晒太阳

维生素 D 多的食物如海鱼、动物肝脏、蛋黄等，或者在医生的指导下服用维生素 D 补充剂。

（4）增加 Ω-3 多不饱和脂肪酸摄入比率

脂肪酸如同氨基酸、维生素、矿物质一样，是人体的必需营养素，但有些老年人认为脂肪酸可以升高血脂，增加心血管疾病的风险，因此对含有较多脂肪酸的食物避而远之。殊不知这样可能也会导致机体营养不足，增加其他疾病的发生率。中国营养学会老年营养学分会专家共识推荐：老年人膳食脂肪的宏量营养素可接受范围为摄入能量的 20%～30%，Ω-3 多不饱和脂肪酸的适宜摄入量为摄入总能量的 0.6%。

并不是所有的脂肪酸都是有害的，如果能分辨好的脂肪酸和不好的脂肪酸，有选择的摄取，对我们的健康是有益无害的，一些饱和脂肪酸确实可以升高血清总胆固醇水平，增加心血管疾病的发生，它们多存在于动物脂肪中如牛油、奶油和猪油及少数植物中如椰子油、可可油和棕榈油等，但一些不饱和脂肪酸如 Ω-3 多不饱和脂肪酸可以提高氨基酸的利用率，帮助肌肉合成，减缓肌肉蛋白质的分解，有效避免骨骼肌减少症。建议对于肌肉质量丢失和肌肉功能减弱的老年人，在控制总脂肪摄入量的前提下，应增加深海鱼油、海产品等富含 Ω-3 多不饱和脂肪酸食物的摄入。

（5）补充抗氧化剂

衰老相关的氧化应激可以引起炎症因子分泌增多，造成体内一种低度慢性炎症状态，这种慢性炎症可以导致老年人肌力下降、肌肉丢失，是骨骼肌减少症的重要诱因。而抗氧化营养素能够减少肌肉相关的氧化应激损伤、延缓骨骼肌衰老。因此抗氧化物的摄入要充足，充足的抗氧化物可减少肌肉衰减，提高免疫功能。抗氧化物在新鲜的深色蔬菜水果中含量丰富。鼓励老年人平时增加深色蔬菜、水果、豆类等富含抗氧化营养素食物的摄入，或者适当补充含多种抗氧化营养素（维生素 C、维生素 E、类胡萝卜素、硒）的膳食补充剂。

维生素 C：维生素 C 与某些氨基酸的合成有关，缺乏可能影响身体活动能力，包括非特异性的疲劳症状、肌无力，严重的可发展成贫血。

维生素 E：血清维生素 E 水平低可也引起老年人虚弱、身体活动能力与肌肉力量的下降，血清维生素 E 浓度低于 $25\mu mol/L$ 的老年人 3 年内身体活动能力下降的风险增加 62%。

类胡萝卜素：老年人血清类胡萝卜素水平低与其握力、髋部与膝部肌肉力量下降存在明显关联。

硒：血浆中硒浓度降低是老年人骨骼肌质量和强度下降的危险因素，可影响握力及步速。

虽然补充维生素对人体健康非常重要，但并不是多多益善，在人体不缺乏维生素的情况下大剂量补充不仅会造成浪费，还可能引起各种不良反应。如维生素 C 是大家最熟悉的一种维生素，被认为毒性最小。有人在感冒时服用维生素 C 以增强抵抗力，但大剂量的维生素 C 在增强机体免疫机制的同时，也为病毒的生长提供了养料。此外过量的补充维生素 C 还可引起尿频、尿道结石、腹痛、腹泻等，可谓得不偿失。并且长期服用大剂量维生素 C 的人一旦停止服用，机体仍保持对维生素 C 的高分解率和高排泄率，以致在食物中维生素 C 含量足够的情况下会出现缺乏维生素 C 的症状。维生素 E 是一种抗氧化剂，被认为具有预防心脑血管疾病、抗衰老等功效，并被广泛应用。但如果长期大量服用可引起视力模糊、乳腺肿大、流感样症候群、头痛、恶心、胃痉挛等症状，甚至会改变内分泌代谢、免疫反应，发生血栓性静脉炎或栓塞的可能。因此要做到补而有度，不然会起到反作用。

小知识

人类必需的微量元素

除了上述营养物质外，微量元素的生理功能与人体健康疾病之间也有着密切的关系，强调微量元素在人体健康中的重要作用有利于促进老年人对疾病的认识，改善营养结构，延长寿命。人体必需的微量元素有碘、锌、铁、铜、硒、氟、锰、钴、钼、铬。尽管它们在人体内的含量极小，但一旦出现失衡，就会导致疾病甚至危及生命。

碘：70%～80% 存在于甲状腺组织内，主要参与甲状腺激素的合成。碘缺乏和碘过量均可对甲状腺造成损害，导致不同甲状腺疾病的发生。碘主要存在于食物和水中，海产品的碘含量高于陆地食物，陆地动物性食物高于植物性食物。海带、海藻、鱼虾及贝类食品都是常见的高碘食物，碘盐也是稳定提供碘的最佳食品。

锌：主要功能为加速生长发育、加速创伤组织的愈合、协调免疫反应、参与能量代谢，并有明显的抗衰老的作用。人体含锌总量减少时，会引起免疫组织受损，导致免疫功能缺陷，但若长期补充大量的锌时可发生贫血、免疫功能下降以及引起铜缺乏等。含锌较高的食物有贝壳类海产品、黄豆、瘦肉和肝脏等，特别是发酵食品和豆制品，不仅锌的含量高，而且咀嚼后可以使里面的植酸盐分解，促进对锌的吸收。若在医院确诊缺锌后，也可遵医嘱服用补锌制剂。

铁：合成血液中血红蛋白必需的原料，影响人体的新陈代谢。铁摄入不足或损失过多，可导致缺铁性贫血，但铁储存过量又可导致心脏、肝脏疾病甚至某些肿瘤的发生。一般动物性食物中的铁含量和吸收率均较高，如动物肝脏、动物全血、禽畜肉类、鱼类等都是膳食铁的良好来源。蔬菜中含铁量较低，虽然油菜、苋菜、菠菜中含铁量稍高，但利用率较低。

铜：多种酶的重要组成元素，大部分铜元素存在于肌肉和骨骼中，少数存在于肝脏内。它可促进铁的吸收和转运，维持正常的造血功能；也可促进骨骼、血管和皮肤的健康以及维护中枢神经系统的完整性。正常膳食可满足人体对铜的需要，一般不易出现缺乏或过量，过量铜可引起急、慢性中毒。贝类食物中含铜较高，如海蛎、生蚝等，动物肝、肾及坚果类、谷物胚芽、豆类等含铜也较为丰富。

硒：我国是一个缺硒大国，72% 的地区缺硒，其中30% 为严重缺硒地区，2/3 的人口存在不同程度的硒摄入量不足。适量的补硒对癌症、白内障有着显著的改善作用，并可避免动脉粥样硬化、老年性神经功能不全、记忆和智力障碍等疾病的发生。海产品和动物内脏是硒的良好食物来源，如鱼子酱、海参、牡蛎、蛤蛎和猪肾等。也可遵循医嘱补充富硒酵母。

氟：与牙齿和骨骼组织的代谢密切相关，少量的氟有助于牙齿和骨骼的正常发育，可以促进牙齿对细菌酸性腐蚀的抵抗力，有明显的预防龋齿的作用；同时，氟对骨骼的健康，尤其是预防骨质疏松症颇有帮助。但氟过量则可引起氟中毒，在儿童表现为氟斑牙，成人主要表现为氟骨症。氟的主要食物来源为鳕鱼、鲑鱼、沙丁鱼等海鲜类食物、茶叶、苹果、牛奶、蛋和经过氟处理过的饮水等。

锰：锰元素是对心脑血管疾病很有益处的微量元素，可改善动脉粥样硬化患者的脂质代谢，减少脂肪在肝脏的堆积，有利于保护老年人的心脑血管；还可影响糖代谢，并且在维持正常脑功能及免疫功能中也必不可少。锰含量丰富的食物有小麦胚芽、坚果、麦麸、绿色蔬菜、茶叶、粗粮及生长在肥沃土壤中的谷类食品。

钴：肝脏、肾脏和骨骼中含量较高，可以促进红细胞的成熟，还可通过拮抗碘缺乏，产生类似甲状腺功能的作用。活性型钴在海产品如蟹肉、沙丁鱼、海带、紫菜、鱿鱼中含量最高；动物性食物如肝、肾中含量较高；蔬菜、乳制品和各类精制食品中含量较低。

钼：肝脏、肾脏和皮肤含量较高，在人体中主要参与嘌呤代谢和尿酸的排泄，当人体钼摄入不足时，嘌呤代谢不及时会引发痛风。过量的钼也可对人体产生危害，多发生在高钼地区人群。动物肝、肾中含量最为丰富，奶制品、干豆和谷类含钼也较为丰富。

铬：可在机体的糖代谢和脂代谢中发挥作用，还可促进蛋白质合成和生长发育，并具有一定的预防动脉粥样硬化作用。动物性食物以肉类和海产品（牡蛎、海参、鱿鱼、鳗鱼等）含铬较为丰富。植物性食物如谷物、豆类、坚果类、黑木耳、紫菜等含铬较为丰富。啤酒酵母和动物肝脏中的铬以具有生物活性的糖耐量因子形式存在，其吸收利用率较高。

2. 适度运动
如何适量地"迈开腿"

（1）运动方式

很多老年人常常因为活动不便或者惧怕摔倒而减少自己的运动量，但运动减少是老年人骨骼肌减少症的另一主要因素，合适的运动是获得和保持肌肉量和肌力最有效的方法之一，是预防肌肉减少的第二大法宝。因此选择相对安全有效的运动方式显得尤为重要，那么老年人要怎么"迈开腿"？ 怎样的运动方式适合老年人呢？ 2015 年肌肉衰减综合征营养与运动干预中国专家共识指出抗阻运动和包括抗阻运动的综合运动有益于肌肉衰减综合征防治。老年人可以采取抗阻运动，或辅以有氧运动来达到增强肌肉、延缓衰老的目的。

　　抗阻运动是肌肉在克服外来阻力时进行的主动运动（如坐位抬腿、静力靠墙蹲、举哑铃、拉弹力带等），并且随着运动能力的提升对运动强度需求逐渐加大，这种锻炼可增强肌肉的量和功能、减轻平衡和灵活性衰退的问题，从而能降低骨骼肌减少症及其相关并发症的发生、发展。如锻炼上肢可举哑铃，锻炼下肢可静力靠墙蹲，如果觉得靠墙蹲吃力，还可以做坐位抬腿（具体动作见骨骼肌减少症治疗部分）。此外为了可以多体位训练髋关节周围不同肌群，尤其是针对老年人能够卧位训练，复旦大学附属华东医院某团队已于 2016 年 9 月申请"一种多体位髋关节周围肌群康复训练装置"的专利（申请号：201610844275.2），并进行了"三代"的改进，与目前应用的等速训练设备和其他健身器材等长抗阻运动相比，有更高的安全性，更适合于老年衰弱患者：① 目前大多的髋关节训练设备均同时对双侧髋关节进行训练，不能针对性的训练单侧髋关节，而本设备可针对性的训练单侧或双侧髋关节，有效突破了这种限制；② 与目前国内外的专利技术有很大的区别，本装置在训练髋关节周围肌群时，将受力点置于股骨下端，膝关节不受力，能有效避免对膝关节的损伤，尤其适合于有膝关节病损的患者；③ 本装置简便、易操作，利于居家训练，为髋关节周围肌群的肌力训练提供了一种便利训练器械（图 5-2～图 5-4）。

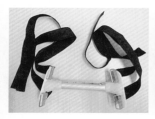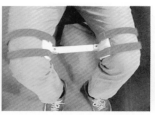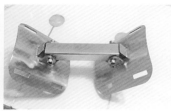

图 5-2　第一代（不带测力装置，3D 设计制造）

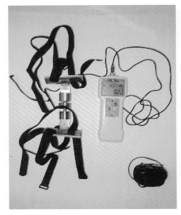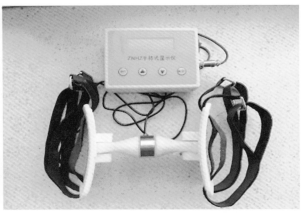

图 5-3　第二代（增加了拉压力传感器、能够测力的大小）

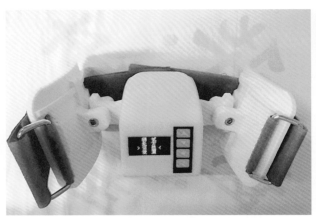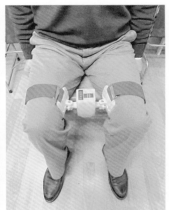

图 5-4　第三代（进行了一体、小型化设计，并增加了测试、处方、训练等控制程序）

有氧运动是指人体在氧气充分供应的情况下进行的体育锻炼，并以大肌群节律性、重复性运动为特征，常见的有氧运动包括快走、慢跑、骑自行车、爬山、游泳、跳舞、瑜伽、打乒乓球、太极拳等，有氧运动能改善机体调节、降低氧化应激、提高心肺功能与运动功能，减少心血管疾病和骨骼肌减少症的发生。

（2）锻炼强度和注意事项

通常情况下，多数老年人患有一些其他疾病，若运动强度较小，对骨骼肌减少症的预防作用较低，若强度太大，增加机体负担，加重并发症，或有可能引发更严重的疾病。因此应根据不同身体情况，选择适宜的运动强度，制定符合个人特点的个体化运动方案。老年人运动干预的选择要遵循安全、有效的原则，尤其注意安全，锻炼要循序渐进、量力而行，以免造成运动损伤。对于能耐受的老年人，提倡采取以抗阻运动为基础的运动，同时补充必需氨基酸或优质蛋白效果更好，每天进行累计 40～60 分钟中高强度运动（如快走、慢跑），其中抗阻运动 20～30 分钟，每周≥ 3 天，可改善肌肉力量和身体功能，但近期有心力衰竭、不稳定心绞痛、难控制高血压等急症或严重慢性疾病时禁止做上述运动；对于不能耐受中强度运动的老年人，步行也可以预防肌肉丢失，降低骨骼肌减少症发生风险；对于缺乏运动或受身体条件制约不能运动的老年人，可使用水疗、全身震动或功能性电刺激等物理治疗。老年人要尽量养成自觉运动的习惯，培养健康的运动行为，有效预防和延缓骨骼肌减少症的发生和发展。

小知识

老年人要注重生活规律

健康规律的生活对于预防和延缓老年慢性疾病的发生也至关重要。① 饮食：如上所述，要做到营养均衡、搭配合理及能量摄入充足；② 早睡早起，避免熬夜：熬夜可导致机体抵抗力及免疫力下降，增加疾病的发病风险。此外老年人熬夜会影响睡眠质量，比如失眠多梦、神经衰弱，导致白天犯迷糊、反应迟钝、记忆力不好、健忘等；③ 避免久坐：久坐可增加心血管疾病、消化系统肿瘤、骨骼肌减少症等疾病的发生率，选择安全有效的运动，适当的锻炼可预防疾病，延缓衰老；④ 扩大社交范围：不与社会脱节，积极参加社会活动、培养兴趣爱好、合理用脑、加强学习；⑤ 保持心情舒畅：老年人平时要情绪稳定、遇事乐观、为人豁达，适应晚年生活的各种角色转变，俗话说"笑一笑十年少"，保持心情舒畅也是健康的重要法宝。

3. 注意监测
体重稳定不代表骨骼肌没有发生减少

体重是由骨骼、肌肉、脂肪和细胞内外液（水分）的重量之和组成的，任何影响这几种成分改变的因素都会影响体重的变化，不能单纯通过体重有无改变判断是否发生骨骼肌减少，体重稳定并不代表代表骨骼肌没有发生减少。因此，对于老年人来讲，除了要重视体重变化，还应关注骨骼肌的变化，但是家里没有测量骨骼肌的仪器怎么办？不用担心，不用仪器在家也能监测骨骼肌变化，具体方法为：

（1）测量小腿围：先找一张椅子坐着，让大腿与小腿呈 90°；放松腿部肌肉不紧绷，用尺量测小腿最粗的部位为准。若男性＜ 34 厘米，女性＜ 33 厘米，患骨骼肌减少症的风险增加。

（2）指环测试：是一种替代小腿围的方法，用双手的食指和拇指环绕围住非优势的小腿最粗的部位，如果测量到的小腿刚好合适或比他们的手指转动的小，患骨骼肌减少症的风险就会增加。

（3）SARC-F 量表（简易五项评分问卷）：是一份简单的患者自评调查问卷，内容包括力量、辅助行走、起立、爬楼梯、跌倒共计 5 项内容，具体内容为：

① S（Strength）：力量。举起或搬运约 4.5 千克（10 磅）重物是否困难，无困难记 0 分，稍有困难记 1 分，困难较大或不能完成记 2 分。

② A（Assistance in walking）：辅助行走。步行走过房间是否困难，记分同上。

③ R（Rise from a chair）：起立。从床上或椅子起身是否困难，记分同上。

④ C（Climb stairs）：爬楼梯。爬 10 层台阶是否困难，记分同上。

⑤ F（Falls）：跌倒。过去一年跌到次数，没有记 0 分，1～3 次记 1 分，4 次以上记 2 分。

若已上 5 项总分≥ 4 分患骨骼肌减少症的风险增加。

（4）SARC-CalF 量表：在 SARC-F 的基础上添加了小腿围提高了 SARC-F

的敏感性。小腿围男性大于 34 厘米记 0 分，小于等于 34 厘米记 10 分；女性大于 33 厘米记 0 分，小于等于 33 厘米计 10 分，总分 ≥ 11 分患骨骼肌减少症的风险增加。

我们提倡对自身健康负责，老年人应主动运用上述方法及量表进行检测，或者可自行登录衰弱网站（http://www.shuairuo.com.cn/）学习相关知识及进行更加详细全面的评估，若自测结果发现患骨骼肌减少症风险增加，应及早至医院做进一步评估，密切监测、早发现、早预防是延缓骨骼肌减少症发生发展的有力措施。

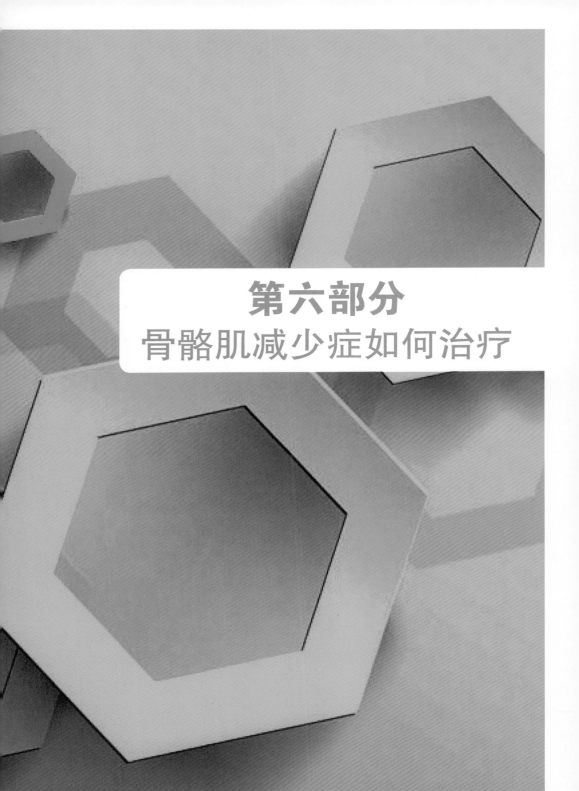

第六部分
骨骼肌减少症如何治疗

骨骼肌减少症发生的直接原因为年龄的增加。间接因素可能与运动减少、营养不足、炎症反应、肿瘤、遗传因素等相关。年龄的增加是不可避免的，但是骨骼肌减少症的治疗可以从以上间接因素方面入手。大量研究证实，对于骨骼肌减少症进行早期、合适的治疗，可以安全有效地缓解甚至逆转骨骼肌减少的情况，还可以增加老年人的肌肉力量和质量，提高身体功能和自我生活能力，降低跌倒率、住院率和死亡率等。目前对于骨骼肌减少症的治疗要从加强运动、改善营养、药物治疗等多方面综合考虑。

1. 饮食干预
走出补充误区，科学选择食物与补剂

骨骼肌量稳定主要依赖肌蛋白合成与分解代谢动态平衡，并且营养的补充与运动锻炼具有协同的作用，适量的营养补充对于运动效果可能产生事半功倍的作用。因此对于骨骼肌减少症的老年人，营养的补充也万万不可以忽视。饮食干预主要包括补充蛋白质、维生素D、脂肪酸等营养物质。

（1）蛋白质的摄入

目前，老年人营养补充主要有两类观点，第一类为"毫不在乎"型，这类老年人认为自己年龄大了，营养补充就没那么重要，更有很多人出现吃饭"凑合"的情况，只是为了吃饱，吃的什么并不在乎。第二类为"过分担忧"型，担心过胖或牙口不好就不吃肉类；担心尿酸太高不吃豆类；担心胆固醇过高不吃蛋类；担心肾功能不好就尽量少吃蛋白质类。这些老年人常因为蛋白质总量摄入不足、成分比例不合理、抗氧化物摄入不足、维生素D缺乏、能量摄入不足等原因，造成老年人骨骼肌减少。老年人应适当吃肉，要拒绝"过素"饮食。

为什么要补蛋白质？

蛋白质是合成骨骼肌的核心原料。我们都知道，骨骼肌除了有我们熟知的运动功能，还有另外两个重要功能，一是骨骼肌储存大量蛋白质，这就好比我们人体的粮仓，可以使我们避免在饥饿、疾病等灾难时，发生营养不良；

其二是参与葡萄糖的代谢，当我们身体做各种运动时，会消耗肌肉内的葡萄糖，为骨骼肌提供能量，同时血中的葡萄糖含量减少，这就可以降低糖尿病患者的异常升高的血糖。当我们随着年龄的增加长，骨骼肌逐年减少，运动功能就会出现减退，日常生活和自理能力下降，引发各种慢性疾病或导致原有的慢性病加重。骨骼肌减少，还会导致营养不良，发生贫血，低蛋白血症，水肿等。因此，老年人必须摄入足够的蛋白质，保证足够的营养，拒绝"过素"饮食。

哪些食物富含蛋白质？

蛋白质补充分为植物性蛋白质和动物性蛋白质。大多数植物性蛋白都源于豆类、坚果等，如黄豆、大青豆和黑豆等豆类，芝麻、瓜子、核桃、杏仁、松子等干果类的植物蛋白。动物性蛋白质主要来源于肉、蛋、奶类制品等食物。肉类主要有白肉（鸡肉、鱼肉、虾等）和红肉（猪瘦肉、牛羊瘦肉等）。肉类选择脂肪含量低的禽类和鱼类，尤其是深海鱼，它们不但优质蛋白的含量很高，更含有丰富的，有益于人体健康的不饱和脂肪酸。奶类制品有牛奶、酸奶、奶酪。此外，蛋类也同样不可或缺。在动物蛋白中，由于牛奶、蛋类的蛋白质具有易消化，氨基酸种类齐全，不易引起痛风发作的特点，其营养价值是所有蛋白质食物中最好的。

为什么要强调补充动物蛋白？

植物中蛋白质含量较肉蛋类食品低，约10%的豆类含有较丰富的蛋白质，例如黄豆，但是动物性蛋白质构成以酪蛋白为主78%～85%，能被成人较好地吸收与利用。而且动物蛋白质所含氨基酸的种类和比率较符合人体需要，所以动物性蛋白质比植物性蛋白质营养价值高。

如何合理的补充蛋白质？

根据《中国居民膳食指南（2016版）》推荐（图6-1）：每周吃鱼280～525克，畜禽肉280～525克，蛋类280～350克，平均每天摄入蛋白质总量120～200克；每天液态奶300克。为了让摄入的蛋白质充分发挥合成骨骼肌的作用，应注意要将富含优质蛋白的食物合理地分配到一日三餐中去，而不是某一顿集中补充，这样才能促使骨骼肌的合成效果更加显著。每日总能量要充足，足够的能量是保证骨骼肌质量的必要条件，可以避免膳食中的蛋白

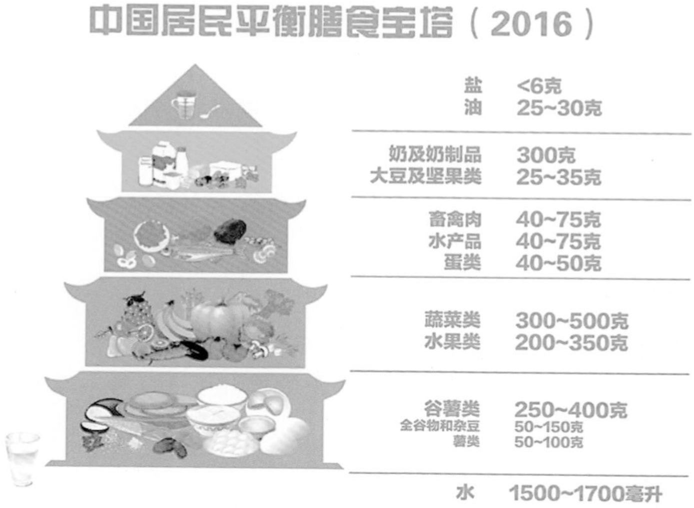

图 6-1 中国居民平衡膳食宝塔

质被当作燃料消耗掉，必要时建议老年人每天增加餐次，以此增加一日能量的摄入。

营养补剂

由于衰老，老年人的消化功能会有不同程度的减弱，致使食物的消化和吸收受到影响。老年人群由于此类原因而无法适应日常的食物时，要记得充分利用成品化的蛋白补充剂来弥补蛋白摄入不足。

对于能够正常进食的老年人，同时消化吸收功能正常，营养状况良好的老年人，我们鼓励正常饮食，不提倡营养补充剂。要注意进食容易消化吸收的食物，注意细嚼慢咽，同样也需要注意饮食结构的多样性，酸奶、鸡蛋等都是较好的动物蛋白食物。

但对于存在以下情况应添加营养补剂：① 对存在牙口不好、咀嚼困难；② 吞咽障碍，进食困难；③ 肠胃消化吸收功能欠佳，尤其已经存在营养不良的老年人。

市面上蛋白补充剂主要有大豆蛋白和乳清蛋白两大类，从促进骨骼肌合成的角度来看，一般建议选择乳清蛋白，除非有特殊原因（如过敏等）。两类蛋白均具有良好的促进骨骼肌合成的作用，但是乳清蛋白的这种作用更显著。

添加全营养素主要有粉剂和液体制剂：粉剂如雅培的安素、雀巢的佳膳等，可以直接配成液体口服或者添加在其他食物中；液体制剂包括了氨基酸、短肽、整蛋白等不同类型，主要用于因各种疾病需要接受肠内营养治疗的患者，主要通过鼻饲的方式给予。

（2）维生素 D 的补充

维生素 D 有哪些作用？

维生素 D 是调节钙、磷及骨代谢平衡的重要因素，对骨骼健康很重要，对肌肉健康也有潜在的重要作用。补充维生素 D 可以改善老年人的肌肉力量和质量及步行速度。老年人每日补充维生素 D 量在 700～1 000 IU 之间可有效降低跌倒风险。

如何补充维生素 D？

太阳是最天然的保养品，多晒太阳可以增强身体中的维生素 D 水平，这种方式安全有效，但是晒太阳的时间也不宜过长，每天只需要 30 分钟以上的户外活动即可达到目的。还可以通过日常食用富含维生素 D 的食物，比如鱼肝油、深海鱼类、动物肝脏、蛋黄、蘑菇等。对于体内维生素 D 含量较低的老年人可遵循医生建议口服适量的维生素 D 补充剂。

（3）其他营养物质成分的补充

多不饱和脂肪酸联合运动及其他营养物质，可使老年人肌力和肌肉蛋白的合成能力显著提高，一定程度上可延缓骨骼肌减少症的发生及发展。Ω-3 脂肪酸是多不饱和脂肪酸的一种，常见于鱼类、植物油、坚果、某些果蔬（牛油果、菠菜、甘蓝等）中。老年人每日摄入约 3 克的 Ω-3 脂肪酸可能对其肌肉功能、肌肉力量和肌肉质量产生积极影响。充足的抗氧化物能够降低机体的氧化应激水平，减少肌肉衰减，提高免疫功能。抗氧化物在新鲜的深色蔬菜水果中含量丰富。此外，维生素 E 可预防肌肉萎缩和促进肌肉再生，人体内维生素 E 含量的下降可增加肌肉萎缩的风险。补充维生素 E 和维生素 C 可减少氧化应激，改善肌肉功能。

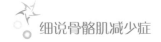

2. 运动干预
加快血液循环，延缓器官、肌肉衰老

为什么要进行运动？

运动可以延缓衰老。科学研究证明，运动会加快老年人的血液循环，从而有效地维持和保持老年人身体各个器官的功能处于一个相对较好的状态，并且可以延缓各个器官的衰老。经常保证足够时间的运动是可以有效提高老年人的心肌收缩功能的，从而能够有效地促进血液循环和增强人体新陈代谢功能。常运动的老年人患冠心病等心血管疾病的发病率确实会比不运动的老年人低。此外，运动还可以加强老年人的肺部功能，可以有效提升肺部肺泡的活力和工作效率。运动量不足（＜ 150 分钟 / 周）和久坐（≥ 540 分钟 / 天）人群的骨骼肌减少症发病率更高，即使是高龄老年人，合理的运动也不存在任何风险和后遗症。因此，运动对于骨骼肌减少症老年人是至关重要的。

运动主要有哪些种类？

目前提倡多种运动类型联合的多模式运动方案，主要包括有氧运动（快走、慢跑、爬楼梯、太极、广场舞等）、抗阻运动（弹力带、哑铃、沙袋等）、平衡运动（闭眼单腿站立）和柔韧性运动（拉伸）。

（1）有氧运动
什么是有氧运动？

有氧运动是指人体在氧气充分供应的情况下进行的体育锻炼。老年人常进行的有氧运动主要有：

① 快走（图 6-2）：快走是指达到规定的强度和时间，从而实现锻炼心肺能力、调节免疫功能的步行运动，它是老少皆宜、最简单而又最能坚持的有氧运动。

② 慢跑：它是采用较长时间、慢速度、较长距离的有氧锻炼方法。此项运动简单，不受场地、器材限制，可在田径场、公园等地练习。慢跑不仅可以提高速度、耐力、灵巧、协调等能力，还可以延缓运动器官和内脏器官的衰老，保持旺盛精力与强健体力。

③ 太极拳（图 6-3）：作为中国传统的体育项目，太极拳再长期实践中被证实是一种良好的健身运动，也是防病治病的运动处方。太极拳强调"用意不用力""意到身随"，对于初学者可能难度较大。

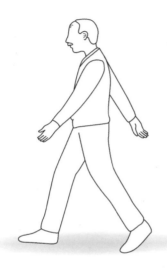

图 6-2　老年人快走

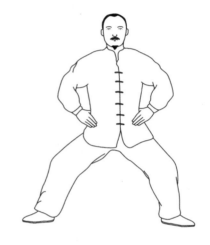

图 6-3　太极拳招式

④ 八段锦（图 6-4）：八段锦练习无需器械，不受场地局限，相对太极拳来说简单易学，节省时间。主要通过双手托天理三焦、左右开弓似射雕、调理脾胃臂单举等八个动作，通过经络、部位，来达到锻炼人体五脏六腑的目的。

⑤ 广场舞：广场舞动作可简可繁，动作速度可快可慢，运动范围可大可小，运动量容易调整。可以使头颈、躯干、四肢灵活，养成良好体态，发展柔韧性，维持神经、肌肉的协调能力。

⑥ 其他有氧运动：由于不同的运动方式有不同的健身效果，所以还可以选择其他有氧运动方式，如登山、骑自行车、游泳、球类等，为了弥补单种方式运动所带来的某些缺陷，可以选择多种运动方式相结合，全面进

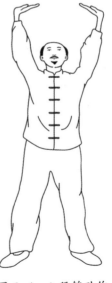

图 6-4　八段锦动作

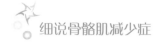

行运动锻炼。

老年人如何进行有氧运动？

简单来说，有氧运动是指强度低且富韵律性的运动，其运动时间较长（约 30 分钟或以上），运动强度在中等或中上的程度（最大心率值的 60%～80%），每周坚持 3～5 次。老年人每周应该进行至少 150 分钟的有氧运动，并且进行运动时要注意运动的连贯性，每次运动应至少坚持 10 分钟的不间断。

如何监测有氧运动的强度？

是不是"有氧运动"，衡量的标准是心率。最大心率 =220 - 实际年龄，< 60 岁的中老年，心率 < 120 次 / 分，说明运动量适宜；如果心率在 130～140 次 / 分，说明已超量，应减少运动量，以免心脏负荷过重；> 60 岁老人，运动中心率应控制 < 110 次 / 分。还可以通过 Borg 量表进行自我理解的运动困难程度评价，Borg 评分从 6～20，代表了运动时感觉十分轻松到运动时感觉筋疲力尽，对于老年人来说，Borg 评分控制在 12（有点困难）～15（困难）即可（图 6-5）。这种锻炼强度，氧气能充分燃烧（即氧化）体内的糖分，还可消耗体内脂肪，增强和改善心肺功能，预防骨质疏松，调节心理和精神状态。由于有氧运动安全、经济、不受场地的限制，因此是老年人首选的运动方式。

博格 CR10 量表

博格等级	CR10	强度
0～8	0～0.5	完全休息、站立等轻度活动
9～10	1～2	非常轻度的锻炼
11～12	3	轻度锻炼
13～14	4	稍稍吃力
15～16	5～6	吃力
17～18	7～8	非常吃力
19～20	9～10	最高强度，全力以赴的锻炼

图 6-5　Borg 量表

（2）抗阻运动

什么是抗阻运动？

抗阻运动是肌肉在克服外来阻力时进行的运动，并且随着运动能力的提升对运动强度需求逐步加大。常见的运动方式有弹力带训练、举哑铃、沙袋训练等。抗阻运动不仅可以增加肌肉力量和质量，更能延缓运动功能丢失、强壮骨骼和关节。抗阻运动不只是年轻人的可选择项目，老年人若进行合理的抗阻运动不仅可以减少脂肪、提高平衡能力，还能有效预防和延缓骨骼肌减少症。

有哪些类型的抗阻运动？

① 弹力带训练（图6-6）：可以有效改善肌肉力量、身体活动能力和灵活性，帮助预防和治疗老年人的多种慢性疾病，如骨骼肌减少症、老年性肥胖等。

弹力带正确握法为：将弹力带缠绕于手掌四指1～2周，以大拇指调控，两端保持一致。常用的几个动作包括：

A. 弹力带站姿臂屈伸（图6-7）：身体直立，两脚微微开立，用两脚固定弹力带中间，上臂贴紧身体，保持上臂固定，两肘微屈。用力向上屈肘，到极限位置，静止2秒，

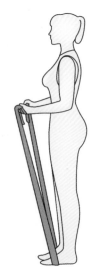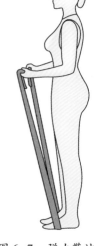

图6-6　弹力带正确握法　　图6-7　弹力带站姿臂屈伸

返回起始位置，重复12～15次，进行3组，组间休息1分钟。

B. 弹力带半蹲（图6-8）：身体直立，屈膝半蹲，两脚置于弹力带中部，双手握紧弹力带两端。大腿和臀部主动发力，伸膝直立，重复12～15次，进行2～3组，组间休息1分钟。

C. 弹力带转体（图6-9）：身体直立，两腿前后站立，单手缠握弹力带，另一端固定于对测脚下，缓慢旋转躯干带动握弹力带一侧手臂外展，外展至

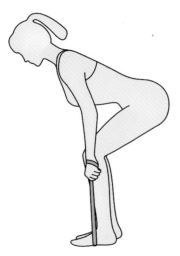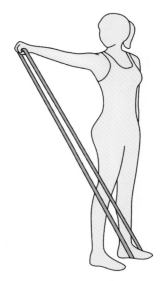

图 6-8　弹力带半蹲　　　　　　图 6-9　弹力带转体

最大幅度。双侧均重复 12～15 次，进行 2～3 组，组间休息 1 分钟。

　　D. 弹力带仰卧腿开合（图 6-10）：仰卧在垫子上，双手自然置于身体两侧，弹力带置于双脚脚踝位置。上半身保持不动，双腿尽可能向上方伸直，双腿有节奏地向左右两侧拉伸。重复 12～15 次，进行 2～3 组，组间休息 1 分钟。

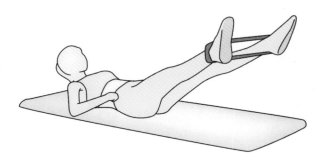

图 6-10　弹力带仰卧腿开合

　　E. 弹力带站姿腿外展（图 6-11）：身体直立，弹力带两端系在一起，套在小腿上，手扶椅背。脚支撑，大腿带动小腿，向外侧展开，到最大位置，静止 2 秒，返回起始位置。重复 12～15 次，做完一组动作后换腿进行，每侧进行 3 组，组间休息 1 分钟。

F. 弹力带双臂外展（图 6-12）：躯干保持直立，双手握住与肩同宽的弹力带，举过头顶（手肘保持直立，不要弯曲），双手缓慢向两侧打开，至双手打开与地面水平，静止 2 秒，缓慢回复到初始位置。重复 12～15 次，进行 2～3 组，组间休息 1 分钟。

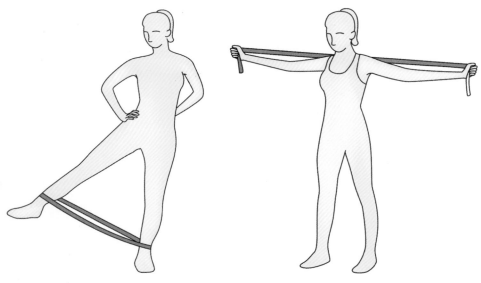

图 6-11　弹力带站姿腿外展　　　　　　图 6-12　弹力带双臂外展

G. 弹力带划船训练（图 6-13）：躯干保持直立坐于椅子上，双手握住比肩稍宽的弹力带，放于身后固定，上臂贴于躯干，肘部弯曲 30° 左右，向前方缓慢推弹力带至肘部伸直，上肢与地面平行，静止 2 秒，缓慢回复到初始位置。重复 12～15 次，进行 2～3 组，组间休息 1 分钟。

H. 弹力带高抬腿（图 6-14）：躯干保持直立坐于椅子上，大腿并拢，用弹力带绑住双腿，缓慢抬右腿，尽量抬高，静止 2 秒，返回起始位置。重复 12～15 次，做完一组动作后换腿进行，每侧进行 3 组，组间休息 1 分钟。

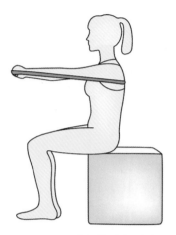

图 6-13 弹力带划船训练

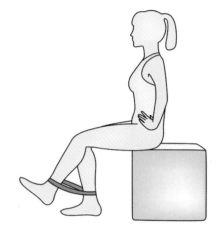

图 6-14 弹力带高抬腿

② 举哑铃（图 6-15）：长期坚持举哑铃，可以修饰肌肉线条，增强肌肉力量，增加肌肉耐力。

需要提醒的是，老年人在选购哑铃的时候要量力而行、循序渐进、确保安全，不要一味追求重量，对于功能下降严重的老年人一开始可以选择用矿泉水瓶代替。具体动作包括：

A. 哑铃轻度弯腰（图 6-16）：双手各持哑铃垂于体前，两脚自然开立，与肩同宽，腰背挺直，身体前屈，抬头，直到上体约与地面平行。然后下背肌收缩用力使上体还原。重复12～15次，进行 2～3 组，组间休息 1 分钟。

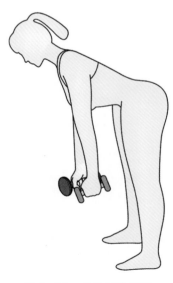

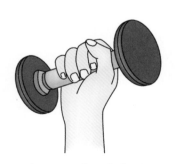

图 6-15 举小重量哑铃

图 6-16 哑铃轻度弯腰

B. 哑铃弯举（图6-17）：直立，双手持哑铃垂于体侧，掌心相对，两肘靠身体两侧。以肘关节为支点，向上举哑铃，同时前臂外旋掌心朝上，举至最高点，稍停，然后还原。重复12～15次，进行2～3组，组间休息1分钟。

C. 哑铃弓步、向后伸臂（图6-18）：俯身，两脚前后开立呈弓步，一手扶前膝稳定身体。另一手持哑铃，上臂紧贴体侧，缓慢向后上方伸臂至与地面平行，稍停，再缓慢还原。重复12～15次，做完一组动作后换腿进行，每侧进行3组，组间休息1分钟。

D. 哑铃深蹲、上举（6-19）：直立，两脚与肩平齐，双手持哑铃垂于体侧，掌心相对，两肘靠身体两侧。缓慢下蹲至大腿与地面平行，保持后背挺直，膝盖不可超出脚趾，稍停，缓慢起身时将哑铃慢慢上举过头顶，再缓慢放下双臂。重复12～15次，进行2～3组，组间休息1分钟。

③ 沙袋训练（图6-20）：日常散步时，可以将沙袋绑至双侧脚踝处，给腿部带来负重，锻炼腿部肌肉，增

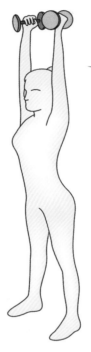

图6-17　哑铃弯举

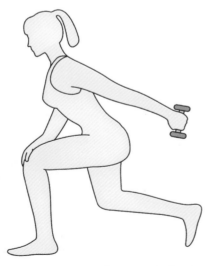

图6-18　哑铃弓步、向后伸臂示意

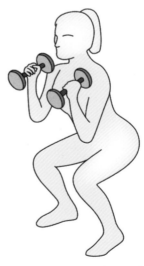

图6-19　哑铃深蹲、上举

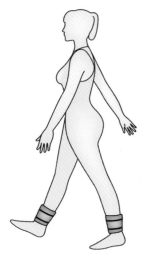

图 6-20　沙袋绑脚踝走路

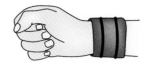

图 6-21　沙袋绑手腕

强下身肌肉的综合能力，对提高脚腕耐力、步法移动的灵活性等有帮助。

此外，对于担心哑铃安全性的老年人，也可以通过在手腕上绑沙袋负重进行相应的举重练习（图6-21）。

④ 无器械抗阻运动

除了利用弹力带、哑铃、沙袋等器械，老年人还可以通过自身体重进行抗阻训练。可以进行以下几种动作：

A. 靠墙深蹲（图6-22）：背部靠墙，双脚与肩同宽，距离墙壁约45～60厘米，背部慢慢下滑到大腿与地面平行，保持头抬起，后背挺直，紧贴墙壁。必要的话调整脚板位置，保证膝盖在脚踝正上方（膝盖不可超出脚趾）。停2～4秒再缓慢恢复站立。重复12～15次，进行2～3组，组间休息1分钟。

B. 推墙（图6-23）：相当于"站立位俯卧撑"，

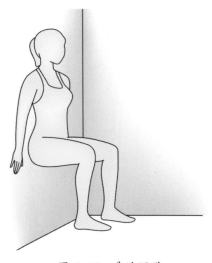

图 6-22　靠墙深蹲

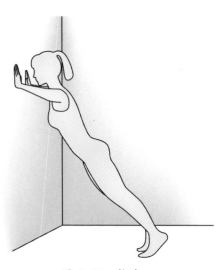

图 6-23　推墙

比真正的俯卧撑更为安全和容易。找到一块不悬挂任何物体的墙壁，在与墙壁略超过臂长的位置站好。面对墙壁，将身体前倾，用手掌平放在墙壁上，手掌与肩同宽同高。用脚撑地，慢慢弯曲肘关节，将身体上半部分向墙面倾斜，停 2～4 秒再慢慢将身体退回原位，直到手臂伸直。全程保证背部直立。重复 12～15 次，进行 2～3 组，组间休息 1 分钟。

C. 臀桥（图 6-24）：仰卧，屈膝，双脚间距略大于肩宽，略向两侧分开。双臂向两侧分开放在地面上。臀部向上发力，将臀部向上顶起，中下背和大腿也向上抬起，直到整个躯干从肩部到膝盖基本处在一条直线上，并与小腿大致垂直。保持 2～4 秒后缓慢还原。重复 12～15 次，进行 2～3 组，组间休息 1 分钟。

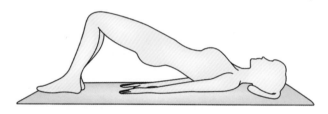

图 6-24　臀桥

D. 足趾站立（图 6-25）：选择一个结实的椅子或固定物，站立，足部与肩同宽，以用椅子来帮助平衡。慢慢踮起脚尖站起来，停 2～4 秒后慢慢将脚跟放平地板上。重复 12～15 次，进行 2～3 组，组间休息 1 分钟。

E. 坐-站转移（图 6-26）：坐在床边或者椅子上，双手交叉抱于胸前，借助双腿的力量缓慢站起，停 2～4 秒后慢慢坐回床边或椅子上。重复 12～15 次，进行 2～3 组，组间休息 1 分钟。

F. 钩脚（踝泵）（图 6-27）：平躺或坐在椅子上，下肢伸直，大腿放松，将脚尖缓缓向上钩，尽力使脚尖朝向自己，至最大限度时保持

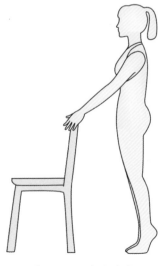

图 6-25　足趾站立

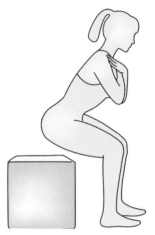

图 6-26　坐-站转移

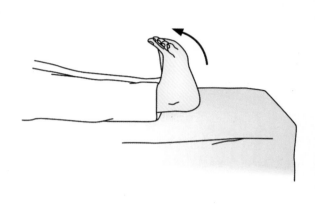

图 6-27　踝泵

2～4 秒，然后脚尖绷直下压，至最大限度时保持 2～4 秒，然后放松。重复 12～15 次，进行 2～3 组，组间休息 1 分钟。

　　G. 直腿抬高（图 6-28）：平躺或坐在椅子上，一腿屈膝，另一腿伸直，将腿缓慢抬高至 30～50 厘米，停 2～4 秒，再缓慢还原。重复 12～15 次，做完一组动作后换腿进行，每侧进行 3 组，组间休息 1 分钟。

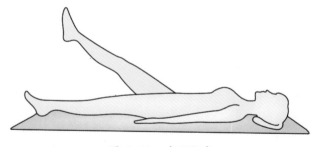

图 6-28　直腿抬高

　　H. 手指运动（图 6-29）：站立或者坐在椅子上，双脚着地与肩同宽。想象你的面前有一面墙。慢慢用手指在墙上"走路"，直到手臂超过头顶。保持 10 秒，然后慢慢地"走"下来。重复 12～15 次，进行 2～3 组，组间休息 1 分钟。

如何控制抗阻运动的强度？

为了达到最佳的运动效果，对于骨骼肌减少症老年人，运动应该以中等强度（可以说话，但不能唱歌）开始逐渐进展到高强度（只能说几个字或必须停止运动才能说话）的训练。1RM 常用于描述抗阻运动强度，指的是在某个特定动作上在完整执行一次的情况下，所能承担的最大重量，通常建议老年人以较高的重复次数（12～15 次）和较低的强度（55% 1RM）开始训练肌肉耐力并掌握适当的运动技巧，最终渐进到更少的重复（4～6 次）和更大的强度（80% 1RM），以获得最

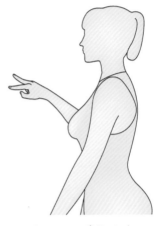

图 6-29　手指运动

佳的肌肉力量和功能。每个动作进行 2～3 组的训练，每组动作间隔 1 分钟，每周进行抗阻训练 2～3 天，同一肌肉的练习时间应至少间隔 48 小时。

（3）平衡及柔韧性运动

为什么要进行平衡及柔韧性运动？

很多老年人都熟知要强身健体必须加强有氧运动，以增强心肺功能。但是，他们中许多人却缺乏对平衡能力和柔韧性的了解。对于骨骼肌减少症老年人来说，肌肉质量和数量的下降很容易导致跌倒骨折，通过逐步的平衡性训练，可以有效地提高平衡能力，增强下肢力量、提高协调能力。柔韧性锻炼可以降低肌肉的紧张度，使僵硬的肌肉得到松弛，有利于提高老年人身体活动的灵活性和协调性，防止运动中出现肌肉拉伤，减轻对身体的伤害。

有哪些常见的平衡及柔韧性运动？

① 单腿站立（图 6-30）：睁眼或闭眼，伸直双手或双手叉腰，一腿弯腿抬起，一腿站立尽可能长的时间，双腿轮流进行。

② 脚跟碰脚尖直线行走（图 6-31）：画一条直线，向前迈步时，把前脚的脚后跟紧贴后脚的脚趾前进，步行轨迹尽量和直线重合。

③ 快速踩踏（图 6-32）：在墙边堆放纸盒或废旧纸张、书籍，高度 10～20 厘米。面向堆放物，两脚分开站稳，一侧腿快速迈步，踩踏堆放物，然后收回，

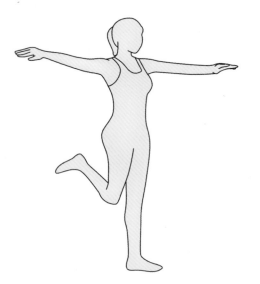

图 6-30　单腿站立

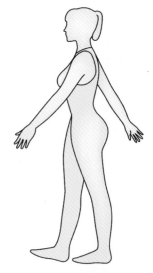

图 6-31　脚跟碰脚尖直线行走

单腿反复快速练习，踩踏 10～20 次，再换另一条腿，练习 1～2 组。除正面快速踩踏练习外，也可调整站位，使堆放物在身体两侧，然后做侧向的快速踩踏练习。

④ 坐位体前屈（图 6-33）：坐在椅子前 1/3～1/2 处，伸直双腿，勾脚，

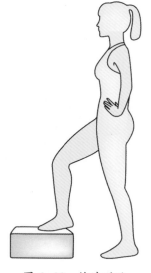

图 6-32　快速踩踏

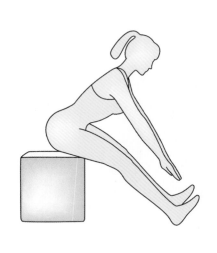

图 6-33　坐位体前屈

屈身尽量触摸脚趾。重复 12～15 次，进行 2～3
组，组间休息 1 分钟。

　⑤ 侧向拉伸（图 6-34）：站姿。提臀并放
松，保持双脚与肩同宽。双臂伸在头部之上，右
手握住左腕，缓慢向右侧拉伸，注意保持身体朝
向正前方，当感到身体一侧向下的拉伸，保持数
秒。重复 12～15 次，每侧进行 2～3 组，组间
休息 1 分钟。

　⑥ 弓步拉伸（图 6-35）：面对墙壁站立，
保持稍远的距离，双脚与肩同宽。身体前倾，将
掌心抵在墙壁上。向前迈一大步，前腿呈弓步。
后腿蹬直，脚掌着地，脚尖指向前方。屈肘用
力，感受到后腿的拉伸。重复 12～15 次，每侧
腿进行 2～3 组，组间休息 1 分钟。

　⑦ 背后双手拉伸（图 6-36）：站姿或坐姿。
一条手臂抬起，肘部弯曲，伸向脑后，另一条手
臂置于背后，手背停留背部。努力将双手掌心相
扣。若无法相扣则尽量将双手靠近。两侧手臂交

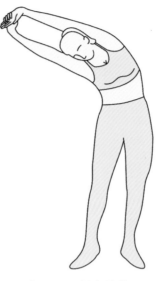

图 6-34　侧向拉伸

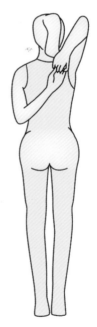

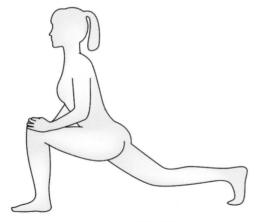

图 6-35　弓步拉伸

图 6-36　背后双手拉伸

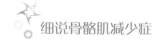

替进行，重复 12～15 次，进行 2～3 组，组间休息 1 分钟。

此外，太极拳、八段锦、健身操、瑜伽等项目对改善老年人平衡能力和柔韧性也有明显的效果。平衡及柔韧性运动可作为有氧和抗阻运动的热身及放松训练，既防止了突然加大运动强度导致的伤害，又可以使各项运动的作用发挥最大化。

如何制定合适的运动计划？

原则上建议老年人每天进行有氧运动，每周 2～3 次的抗阻运动，运动前后要适当进行热身和放松动作。目前，越来越多的研究推荐老年人进行多模式训练，其最佳频率是每周 2～3 次，每次运动约 1 小时，包括 5～10 分钟的热身（平衡和柔韧性运动），30 分钟的有氧运动，10～20 分钟的抗阻运动和5～10 分钟的放松训练。

运动有哪些注意事项？

由于骨骼肌减少症老年人，运动的安全性应放在首位。主要坚持以下的原则：

- 要根据自己的身体状况选择合适的运动项目，运动前可以咨询医师，通过简单的医学评估和体适能测试，评估自己的身体状况；
- 要循序渐进地进行运动，切勿操之过急，运动的效果是长期积累的过程，动作要由易到难，由简到繁，时间逐渐增加，强度从低强度开始逐渐到中高强度；
- 运动时要注意蛋白质的补充，运动会消耗肌肉纤维，如果补充蛋白质不及时、不充分，就会使肌肉大量流失。运动后摄入充足的蛋白质可以提高基础代谢率，帮助身体燃烧脂肪，增强运动时的体力水平，帮助身体恢复以及促进肌肉增长。
- 要进行运动前的热身活动和运动后的放松训练，许多老年人可能忽略了这一点，热身和放松活动可以提高运动水平，防止肌肉损伤；
- 运动时应掌握正确的呼吸要领，即用力时呼气，放松时吸气，任何时间都不可憋气，憋气可能增加老年人的心脏负荷，诱导心脑血管疾病的发生；
- 运动中出现心悸、胸闷、呼吸困难等情况应及时停止，若休息后不适感仍未缓解，则应立即就医。

有哪些人不适合运动？

由于骨骼肌减少症老年人常合并多种疾病，因此需要根据目前的自身情况作判断是否适合进行运动。

- 运动的绝对禁忌证包括：① 不稳定型心绞痛或急性冠脉综合征发生1个月内；② 未控制的心律失常且引发症状或存在血流动力学障碍；③ 急性心力衰竭发作；④ 慢性心力衰竭失代偿期，心功能Ⅳ级；⑤ 三度房室传导阻滞；⑥ 急性非心源性疾病，如感染、肾功能衰竭、甲状腺功能亢进；⑦ 严重贫血未纠正；⑧ 患者不能配合；⑨ 冠心病危险分层为高危者。

- 相对禁忌证包括：① 左主干狭窄或类似情况，如肥厚性梗阻型心肌病；② 重度狭窄性心脏瓣膜病；③ 电解质异常；④ 心动过速或过缓；⑤ 心房颤动且心室率未控制，心率＞ 100 次 / 分；⑥ 未控制的高血压［收缩压＞ 160 mmHg 和 / 或舒张压＞ 100 mmHg］；⑦ 运动系统功能障碍影响平衡者，或 6 分钟步行距离＜ 150 米者。

3. 药物治疗
多种药物正在研制中，还没有有效的药物

（1）骨骼肌减少症有哪些药物可以治疗？

目前临床上对于骨骼肌减少症的药物治疗尚未达成专家共识，从病因出发，某些药物可以间接改善肌量和肌力，从而达到延缓骨骼肌减少症发病进程的作用。临床上对骨骼肌减少症的应用药物包括：生长激素、睾酮、肌肉生长抑制因子抑制剂、中医中药等。但这些药物效果尚不明确，而禁忌证和不良反应较多，此外大多数老年人本身已存在多重用药的问题，因此药物治疗并不是骨骼肌减少症的最佳干预方式。

（2）什么是多重用药？

老年人当服药超过五种时则可认定为多重用药，不合理的用药会带来许

多不良后果，它能降低老年人步速、肌力和认知功能，增加发生衰弱、谵妄、残疾和死亡的危险。因此建议骨骼肌减少症合并多种慢性疾病的老年人应定期到医院检查，在医生的帮助和指导下适当减少不必要的药物。

目前，我国老年人的骨骼肌减少症很常见，对骨骼肌减少症进行早期的治疗可以提高老年人的肌量、肌力、身体功能和生活质量，有效逆转骨骼肌减少症的状态。运动和营养治疗老年人骨骼肌减少症是有效的。除了上述的治疗方法外，老年人在日常生活中还要注意多主动接触周围新鲜事物，与家人或朋友多进行沟通交流，保持乐观的心情和积极的生活态度。